OHSAMA
BUNKO

「疲れないからだ」になれる本

梶本修身

三笠書房

プロローグ……つい、がんばりすぎてしまう人へ

今、仕事に家事、やるべきことに、毎日がんばり続け、慢性的に疲れている方があふれています。

そんな日常的に疲労に苦しむ多くの患者さんに接して、見えてくることがあります。

「なぜだか疲れている人」と「何かと元気な人」の違いは**疲労を上手に〝リセット〟できているか**ということです。

いうまでもないことですが、生きている以上、誰しも、まったく疲れずに過ごすということはできません。

大切なのは、同じことを行なうのでも、少しでも疲れない工夫をし、適切なタイミング、適切なやり方で疲労をとること。それによって、頭、体、心に疲労を蓄積させない「からだ」になれるのです。

疲れをリセットするコツはたったひとつ――それは、**脳の「自律神経」にどれだけ負担がかかっているかを把握して、それを減らすようにすること。**

なぜなら、「体の疲れ」も、「デスクワークによる頭の疲れ」も、「眼精疲労」も、「運動疲れ」も、すべての疲労は「自律神経の消耗《しょうもう》」から起こっているためです。

これは、決して難しいことではありません。

食事や自分の身のまわりのことや睡眠を見直すだけで、誰にでも簡単にできます。

「疲れ」という重荷を抱え込まなければ、朝起きてから夜眠りにつくまで、いいコンディションを保つことができるのです。

感情も安定し、イライラしたりしません。

仕事の効率が上がるので、どんどん成果も出せるでしょう。

つまり、1日24時間の〝質〟が、劇的に変わるのです。

私が代表をつとめる大阪市立大学大学院医学研究科疲労医学講座は、「疲れ」というものの正体と、そこからの回復を探る「疲労医学研究」を専門に行なう、日本で唯一の研究室です。

そして、大学で得た研究成果を臨床に応用するために立ち上げた、東京疲労・睡眠クリニックは、「疲労」をクリニックの名に配《はい》した都内唯一のクリニックです。

本書ではそこで得た「疲労を科学する」知見を〝その場〟で簡単に疲労をとる方法としてまとめていきます。

「休みの日にはリフレッシュのために汗をかこう」……など、もしかしたらこれまでいいと思ってやっていたことが、大事な自律神経を痛めつけ、新たな疲れを生んでいたことに気づかれ、驚かれるかもしれません。

ひとつ試してみるだけで疲れから解放され、より充実した毎日がはじまることをお約束します。

梶本　修身

◎もくじ

2章

実は心身に負担になっている？「暮らし方」

――熱い風呂、運動のノルマ、直射日光、忙しい休日はNG

3章

ちょっとした工夫で疲れが一変する「働き方」

——遠くを見る、歩きまわる、窓を開ける、ひとりの時間づくり

4章

心も体もリフレッシュする「休み方」

——熟睡ベッド、抱き枕、週末早寝、何もしない日

5章

気持ちから疲れない「考え方」

——「ここぞ」でがんばる、かわいがられる、体調と相談する

エピローグ　ムダに「疲れない人」が大事にしていること

編集協力◎
星野友絵（silas consulting）

1章

疲れない体をつくる「食べ物」

――サラダチキン、リンゴ、梅干し、甘酒、ビタミンC……

疲れる前に「サラダチキン」

疲れを食事で回復させようと思ったら、まず頭に浮かぶのが「スタミナ食」。焼肉やうなぎなどの食べ物は、昔から「精《せい》がつく」とされ、とくにうなぎは、夏の疲れをとってくれる食材として親しまれていますね。

しかし、うなぎをはじめ、**これまで「スタミナ食」といわれてきたもので、残念ながら現代においても疲労回復効果が認められているものは、ほぼありません。**

戦後のように食糧が不足していた時代には、体のエネルギー不足による疲れが深刻な問題でした。そのため、脂質が多く含まれる高エネルギーなスタミナ食が、疲労回復につながった面もあったのでしょう。

しかし、食に困らない現代では、このようなタイプの疲れ自体がまず起こりません。**脂質の多いスタミナ食をまとめて摂《と》ってしまうと、むしろ胃に負担がかかり、逆に疲れてしまうこと**もあります。

ちなみに、うなぎにはビタミンAやB_1が豊富に含まれています。昔はこれらのビタミンが不足しがちで、それが脚気《かっけ》などの病気を引き起こしていました。うなぎを食べればその予防になり、精がつくとされるようになったのかもしれません。

しかし、現代社会においては、ビタミンAもB_1も国民の摂取充足率は100%を超えています。あえて摂取しても疲労を回復させる効果は期待できないのが現状です。

疲労回復のために、本当に効果のある食べ物は何なのか。

私はこの問いを科学的に明らかにすべく、長年、実験と研究を重ねてきました。

多くの食品・成分の検証を行ない、最も疲労回復に効果があると認められた成分が明らかになりました。

それが、鶏のむね肉に含まれる「イミダペプチド」です。

疲労回復効果のある食品成分

2003年に、産官学共同で16億円の予算を使って行なった「疲労定量化及び抗疲労食薬開発プロジェクト」で、私は統括責任者をさせていただきました。

このプロジェクトの目的は、疲労を「見える化」すること、そして本当に疲労回復効果のある食品成分を見つけるということでした。

大塚製薬、大正製薬、コカ・コーラ、伊藤園、明治乳業といった、日本を代表する製薬会社・食品会社18社の協力を得て、各社の商品で使われている成分を、ひとつずつ挙げていただき、実際に抗疲労効果があるかどうかを検証したものです。

最終的に23種類の「抗疲労成分候補」が挙がり、それぞれにプラセボ（偽薬《ぎやく》）対照二重《にじゅう》盲検《もうけん》試験（被験者も実施にあたる医師も、薬の中身が試験薬か偽薬か知らない状態で厳正に行なう臨床試験）を行ないました。

その結果、23種類もの候補のうちの19種類は、「疲労」をとることも「疲労感」をとることもなく、まったく何ひとつ効果は検出できませんでした（「疲労」と「疲労感」の違いは213ページで詳述します）。

また、1種類は、「疲労」は一時的にとっても「疲労感」をとる効果はないものでした。そして、**「疲労」および「疲労感」両方に抗疲労効果があると認められたのが「イミダペプチド」「クエン酸」「コエンザイムQ10」のわずか3つの成分**でした。

そのなかでも、最も効果があるとわかったのが、タンパク質の一種である「イミダペプチド」だったのです。クエン酸については38ページ、コエンザイムQ10については54ページで後述します。

渡り鳥の「驚異の持久力」の秘密

突然ですが、渡り鳥がなぜ、北はアラスカから南のニュージーランドまで、1万1000キロもの距離を休みなく飛び続けることができるのかご存じでしょうか。

渡り鳥は体重もあり、風に乗るといいながらも、実際は逆風も吹くなか、長距離を休みなく飛び続けます。これは、そう簡単なことではありません。羽も大きいですからかなりのパワーが必要です。

そこで、なぜ渡り鳥にはこんなことができるのかという研究がなされた結果、**渡り鳥の羽の付け根にあたるむね肉に、イミダペプチドが豊富に含まれている**ことが判明しました。

イミダペプチドの合成酵素（DNAの鎖を修復する物質）は、鳥の場合は羽の付け根のむね肉、魚の場合は尾びれに近い赤みのところに豊富にあり、その動物にとって最も消耗の激しい部位に豊富に存在することがわかっています。

豚であれば、体重を支える部分、ちょうどもも肉やロース肉にあたる部分に、合成酵素が多くあります。

いい換えれば、各動物は進化の過程で、それぞれの動物にとって〝最も消耗の激しい部位〟にイミダペプチドの合成酵素を増やしてきたともいえます。

つまり、それらの**各動物の「最も疲れやすいところ」の部位で、イミダペプチドをつねにつくり続け、そして、つくっては抗酸化力を発揮し、つくっては抗酸化力を発揮しということを、繰り返している**のです。

このように極めて効率的なしくみを、生物が生まれながらにして備えていることは、非常に神秘的で、驚嘆させられますね。

これが、ほかの抗酸化物質が数時間のうちに作用を終えてしまうのとは対照的に、イミダペプチドは1回の摂取で長時間、活性酸素による錆《さ》びを防いでくれる理由であり、抗疲労効果が高いゆえんと考えられています。

それでは人間の場合には、イミダペプチドの合成酵素はどこに多いと思いますか？

そう、答えは「脳」です。

私たち人間の脳の自律神経の中枢《ちゅうすい》、まさに疲労の中枢の箇所に、イミダペプチド合成酵素が豊富にあるのです。

加熱しても、煮ても、焼いても大丈夫なスーパー食材

そして、この**イミダペプチドには、疲労を回復させる「抗酸化作用」があるの**です。これは疲労の原因となる「活性酸素」の働きを抑制してくれる作用です。活性酸素が細胞を錆びつかせるのを抑《おさ》えることによって、疲労の蓄積を抑えてくれるのです。数々の検証の結果、「人間において抗疲労効果を発揮し続けるには、1日当たり200mgのイミダペプチドを、2週間ほど摂り続けるといい」ということがわかりました。

イミダペプチド200mgというのは、鶏のむね肉にするとだいたい50g相当です。消化吸収を鑑《かんが》みると、**1日100gの鶏むね肉を摂取するといい**でしょう。この量を摂取すると、疲労感と疲労に十分に効果があるということが、臨床試験で報告されています。

鶏のむね肉100gというのは、毎日摂れない量ではありません。

調理方法としては、焼いても、揚《あ》げても、蒸しても、煮ても、大丈夫です。

鶏のむね肉自体はタンパク質なので、加熱すれば変性することがあります。

しかし、少し難しくなりますが、「β《ベータ》-アラニン」と「ヒスチジン」というアミノ酸だけが残っていて摂取できれば、体内でイミダペプチドを再合成できるので構いません。タンパク質は、さまざまなアミノ酸が結合してできていますが、その一つひとつのアミノ酸は安定しています。加熱しても壊れるということはありません。

ただし、イミダペプチドは水溶性《すいようせい》なので、煮るとスープに溶け出しますから、そのスープも一緒に飲んだほうがいいでしょう。

簡単な例でいえば、**かつおぶしで出汁《だし》をとると、あの出汁のなかにもイミダペプチドは溶け出します。**

かつて、味の素とも共同で実験をしたことがあるのですが、かつおぶしの出汁にも抗疲労効果があります。これもイミダペプチドの働きなのです。水溶性なので、出汁に溶け出しているわけです。もちろん、出汁だけではなかなか1日のイミダペプチドの必要量は摂れませんが、少しでも抗疲労効果は期待できます。

鶏むね肉を、最も簡単に食べられるのは、コンビニやスーパーで売っている「サラ

ダチキン」です。

あれは、やわらかく蒸した状態の鶏むね肉が、100gほどで個包装になっているものです。低カロリーなので、最近は「ダイエット食」としても人気ですね。最近はどこのコンビニでも売っていますし、さまざまな味付けをされたものが出ています。昼食にひとつ食べれば、最高のパワーランチになります。

イミダペプチドは、仕事などの負荷で派生する活性酸素を叩《たた》いて、疲労を起こしにくくする働きをするものなので、疲れを起こす前に摂取しておくとより効果的です。ですから、イミダペプチドは朝、できれば昼までに摂取することをおすすめしています。

ただ、朝昼に摂れない場合は、夜でも構いません。体内に合成酵素があるので、**夜に摂取してもほぼ1日はイミダペプチドを合成し続け、抗酸化力を発揮してくれる**はずです。

疲労を軽減させる効果を実感するには、最低でも1週間程度、毎日摂取すること。レシピを変えたり、鶏のむね肉からカツオやマグロ、豚ロース肉に変えたりと、工夫してみてください。

イミダペプチド200㎎は、カツオであれば150g相当。豚ロース肉であれば130g相当です。

イミダペプチドを摂取する実験では、2週間で約75%の人に抗疲労効果を実感してもらうことができました。

また、2週間の摂取で、プラセボ（偽薬）と比し、有意《ゆうい》に「疲労」と「疲労感」の両方を抑えてくれることが客観的に示されています。

つまり、**イミダペプチドを摂取することで疲労の蓄積を抑えるだけではなく、パフォーマンスの低下も抑えられる**ことが明らかになりました。

客観的・科学的な視点からそのようなデータが実証されたのは、今でも世界にこれだけしかなく、非常に画期的な研究結果だといわれています。

POINT 昔ながらの「スタミナ食」で疲れはとれない

朝食には「フルーツとコーヒー」を欠かさない

疲労を溜《た》めずに1日を快適に過ごすためには、朝食がポイントのひとつです。朝食を食べることには、大きく分けて、疲れ対策として二つのメリットがあります。

ひとつめのメリットは、自律神経（208ページ）を目覚めさせられること。

朝に太陽の光を浴びると目覚めのスイッチが入りますが、**食事を摂って胃を動かすことで、太陽の光を浴びるのと同じように自律神経を目覚めさせることができます。**

朝、お腹《なか》のなかに何かものを入れること自体に意味があるのです。

朝起きてから1時間以内に食事を摂りましょう。自律神経を活性化させられます。

たとえば、朝6時頃に起きたとすると、7時までに朝食を摂ります。

そのあとのランチとディナーの時間は5～6時間間隔で、7時に朝食を摂ったならランチは12時、ディナーは18時というタイミングがベストです。

最もいいタイミングは、人によって変わってくると思いますが、基本的にはこのくらいの間隔で食べたくなってくるのがふつうでしょう。できるだけこの間隔から外れないほうがいいのです。

三大抗疲労成分を摂る朝食メニュー

朝食のもうひとつのメリット。それは、1日3食のなかでも、最も効果的に抗疲労効果のある食べ物を摂取できるのが朝食だということです。

疲労の原因となる「活性酸素」が発生しやすいのは、当然、活動量の多い昼間の時間帯です。そんな**昼間の時間帯に備えて、朝のうちに抗疲労効果のあるものを摂取しておけば、最も合理的に疲労を抑制・軽減できます。**

ですから、朝食には抗疲労効果の高いものを摂取することに意味があります。

抗疲労効果のある食べ物とは、つまり、活性酸素を除去してくれる「抗疲労成分」を含む食べ物のことです。前項で述べた「イミダペプチド」の含まれる鶏むね肉はもちろん、**「カロテノイド」を多く含む色の濃い緑黄色野菜や、「ポリフェノール」を多く含むリンゴやブドウなどの果物などが**、朝食には最適でしょう。

これらをすべて盛り込んだサラダを食べるのもいいですね。

また、朝に口にする食事は、たいていその日のうちに消費されるので、カロリーのあるものを摂取しても問題ありません。ですから、朝食は多めに摂っても太りません。カロリー面でも栄養面でも、朝に摂取することが合理的なのです。

朝の飲み物としては、やはりコーヒーがいいでしょう。朝のコーヒーはカフェインで眠気を覚ます効果がありますが、それ以外にもコーヒーだけの効果があります。

コーヒーには紅茶や緑茶には含まれていない、「クロロゲン酸」という成分が含まれています。**クロロゲン酸は、コーヒーの黒い色の元となっているもので、抗酸化成分が非常に多く含まれている**ことがわかっています。

クロロゲン酸の特徴は、抗酸化作用が脳のなかで作用しやすい可能性があるということです。飲み物では、緑茶に多く含まれる「カテキン」にも抗酸化力がありますが、カテキンよりもクロロゲン酸のほうが、脳に対してはさらに効果的であるといわれています。

POINT 朝起きてから1時間以内に食べる

「タンパク質の偏食」は疲労のもと

焼肉店に行くと、野菜や炭水化物を摂らずに、肉ばかり食べている人がいます。一方で、「豆腐を食べていればタンパク質が摂れるし、ダイエットできる」と、肉や魚をいっさい食べずに、豆腐ばかり食べている女性もいます。

こうした偏食は、疲労の原因になりかねません。

「炭水化物」「脂質」と並ぶ三大栄養素のひとつが、タンパク質です。

タンパク質は、いくつものアミノ酸が結合してできているものです。そのうち、体内でつくることができないアミノ酸を**「必須アミノ酸」**と呼んでおり、これは全部で9種類あります。

体の細胞はタンパク質でできています。細胞を強くするには、必須アミノ酸をバランスよく摂取することが必要です。

そのためには、動物性由来のタンパク質と、植物性由来のタンパク質の両方を摂ることが大事になってきます。

動物性タンパク質と植物性タンパク質とでは、それぞれに含まれているアミノ酸が違うので、バランスよく両方摂ったほうが、アミノ酸をうまく補給できます。

日本人が長寿である理由のひとつには、和食の力があるともいわれています。和食は、魚や肉、そして大豆製品がバランスよく食卓に並び、動物性タンパク質と植物性タンパク質の両方が摂れるようになっているのです。

肉ばかり食べていれば、脂質の摂りすぎになります。

豆腐は植物性タンパク質で、抗酸化作用を持つイソフラボンが含まれているので、たしかに美容にも疲労回復にもいいものですが、そればかり食べるというのでは偏《かたよ》りが生まれます。いくら体にいいといわれているものでも、極端な摂取はよくありません。

その「偏り」が自律神経に影響!?

また、偏ったアミノ酸をまとめて摂取すると、ときに疲労の原因となってしまうこともわかっています。

それは、必須アミノ酸のうち「ＢＣＡＡ」とも呼ばれるバリン、ロイシン、イソロイシンの三つのアミノ酸を過剰摂取することです。

実は、市販されているスポーツ用の清涼飲料水のなかには、このＢＣＡＡの三つの成分だけを大量に入れているものがあります。

ところが、ＢＣＡＡだけを大量に摂ると、脳や神経の働きを活発にする働きを持つ「芳香族《ほうこうぞく》アミノ酸」が血中で急激に減少します。そのなかでも、「トリプトファン」が減少することは、疲労回復においても大きな問題となります。

トリプトファンは、「セロトニン」をつくる原料となっているものです。このセロトニンは、自律神経をコントロールしている物質のひとつです。

セロトニンが不足してしまえば、当然、自律神経が乱れやすくなり、疲れやすくなっていきます。つまり、抗疲労効果とはまったく逆の現象が起こってしまいます。

タンパク質をバランスよく摂取することの重要さは、ここにもあるのです。

POINT 肉も魚も卵もバランスよく

「ゆっくり&かむ」で幸せホルモンを増やす

子どもの頃、食事中に親から「ゆっくり、よくかんで食べなさい」と言われませんでしたか？　あの教えは実は、大人になった今でも、疲れないための生活習慣のひとつとして、ぜひ実行し続けたいことなのです。

まず、「かむ」という物理的な動作には、満腹感を与えてくれる効果があります。

さらに、イライラを抑える効果もあり、これはセロトニンが関係しています。

セロトニンは、**「幸せホルモン」**とも呼ばれ、自律神経を安定させ**心を落ち着かせる役割を持つ物質**です（正確には、セロトニンはホルモンではありません）。

このセロトニンは、チューインガムをリズミカルにかむことで分泌がうながされるという実験結果が出ています。

つまり、**「かむ」という動作自体が、セロトニンの分泌をうながす**のです。

また、かむことで消化酵素が分泌されやすくなり、消化吸収をうながしてくれ、胃に負担がかかりにくくなります。

逆に、ろくにかまずに飲み込む早食いはいけません。

早食いをしていると、急に血糖値が上がるので、血糖値を下げる働きを持つインシュリンの分泌が必要になります。

そのような早食いを繰り返していると、血糖値が突然に上がることが頻繁《ひんぱん》に起こるということなので、糖尿病予備群のような状態を招きやすくなります。糖尿病や、インシュリンを過剰に分泌すること自体も疲れを引き起こす元になります。ですから、**血糖値が急激に上がらないよう、ゆっくり食べるほうがいい**のです。

また、早く食べると、満腹中枢が刺激される前に大量に食べてしまうことになるので、結果的に食べすぎになりやすくなります。

フレンチのコース料理や懐石料理などを食べるときのことを思い出すとわかりますが、一皿ずつ運ばれてくる料理を時間をかけて味わっていると、それほどたくさんの量を食べたわけではないのに、メインディッシュが出てくる頃にはお腹がいっぱいになっていませんか。あれも、ゆっくり食べることで、先に満腹中枢が満たされているからなのです。

朝・昼・夜——いつ、どれくらい食べるのがいいか

1日3回の食事量としては、**一番多い量を食べるべきなのは朝、次に昼、そして夕**

食は軽めというのが理想的です。

先進国ではどうしてもディナータイムを大切にしますが、それは仕事の関係でそうなっているわけで、人間本来の機能としては、朝と昼の食事のほうが重要です。

世界的に見ると、昼ごはんを重視している国が多いといわれています。

少なくとも**昼までの時間帯にしっかりと食事を摂ったほうが、食べ物の持つ抗疲労効果が発揮されやすく、夜に食べるよりも効果があります。**

バランスよく食べ、イミダペプチド（14ページ）を中心とした栄養の摂取を心がけましょう。

夕食に関しては、それほど意識しておくことはありません。

ただ、夜に脂肪分をたくさん摂ると体内に蓄えてしまう可能性があるので、**脂肪分を摂るなら朝か昼のほうが合理的**です。

ダイエットの面から見ても、抗疲労効果の点から見ても、夜には脂質の多いものを摂らないほうがいいのです。

「疲れたときの甘いもの」は、量に注意

疲れたときに、辛《から》いものを食べてシャキッとしようという人や、逆に甘いものを食べてリラックスしたい、という人がよくいますね。

辛いものには、脂肪燃焼効果もあり、辛いものをたくさん食べることについては、それほど問題はないでしょう。

一方、甘いものを大量に摂取すると、前述したように血糖値が急激に上がることで体がだるくなったり、インシュリンが急激かつ過剰に出ることによって疲れを招きやすくなったりするので要注意です。

ですが、お腹がすいたときや、イライラしているな、と感じたときに少量食べるぶんには問題ないでしょう。お腹がすくというのは、もともと血糖値が下がってきているサインです。血糖値が下がり、飢餓《きが》状態になることに対する恐怖は、すべての動物が共通して持っているものです。

お腹がすくと、何か妙にイライラしたりしませんか。人間は、飢餓状態になると自

律神経のうちの「緊張の交感神経」が、「リラックスの副交感神経」に比べて優位になり、イライラして攻撃的になるようにできています。

血糖値が下がりすぎると飢餓状態に入ってしまうので、「食べなければいけない」「死んでしまう」と感じて、太古の人類は狩りに出て行ったわけです。

狩りに出て行くときには、緊張していなければならないので、交感神経が優位になることで、イライラさせていたのです。

ですから、イライラしているときに甘いものを食べると、血糖値が上がり、気持ちが落ち着くというのは事実です。

血糖値を少し上げてくれるぶんだけお菓子を食べるのはいいのですが、極度に血糖値を上げてしまうほどにたくさん食べてしまうのは、よくないということです。

仕事中に少量だけ、チョコレートを食べる程度なら問題ありません。

ただし、食べるとホッとするので眠気をもよおす恐れはあります。

食べすぎや、食べるタイミングには注意したいですね。

POINT 「お腹がすく」という体のサインには賢い対処を

溜まった疲れに
「梅干し2個」「黒酢大さじ1」

炭水化物を抜くダイエットがブームになりました。しかし、疲労医学から見れば、完全に炭水化物を抜くというのは、危険で誤った行為です。

1日に摂取する必要のあるカロリーは、成人であれば1800キロカロリーといわれています。ふつうに食事をしていれば、そのうちの半分ぐらいを炭水化物で摂ることになるので、炭水化物を完全に抜けば、摂取カロリーが抑えられますから、たしかにやせられることはやせられるでしょう。

ですが、炭水化物は、私たちが活動するためのエネルギーをつくり出す栄養素です。炭水化物は体内に消化吸収されるとブドウ糖に変わり、このブドウ糖が、私たちの脳や体の活動エネルギーとなっているわけです。

ですから、**炭水化物が欠乏《けつぼう》すれば、脳や体の働きが低下してしまいます。当然、疲れやすくなります。**また、自律神経を調節する物質であるセロトニン（31ページ）の合成過程においても、炭水化物が不足すると、セロトニンの合成量が減少してしまい、メンタル面でもイライラしやすくなります。

やはり、1日の摂取カロリーの半分ほどを炭水化物で摂ることで、必要なエネルギーが体内に生み出されるのです。

黒酢、梅干し、レモンに含まれる「クエン酸」もいい

イミダペプチドについて取り上げた項目（15ページ）でも触れましたが、あの実験で、抗疲労効果があると証明されたもののひとつが「クエン酸」です。**クエン酸は、かんきつ類や、黒酢、梅干しなどに豊富に含まれています。**

体の細胞には、「クエン酸回路」と呼ばれるエネルギー生産工場があり、そこで、食事から摂った栄養を、酸素を用いながらエネルギーに変換しています。

クエン酸を摂取すると、この回路の動きを短時間で活発にします。その結果、細胞にかかる負担が軽減されるのです。

栄養不足のまま激しい運動をしたときや、食欲不振で元気がないときなどにとくに効果的です。食事が偏りがちで栄養が足りていない人にいいでしょう。

また、**クエン酸はイミダペプチドと一緒に摂取すれば、さらに疲労回復効果が期待できます。**

クエン酸は、一度に大量に摂るよりも、日頃から少しずつ摂れば、日々の疲れを軽

くするための予防にもなります。
疲れが溜まって元気がない場合には、1日に梅干し2個かレモン2個、黒酢大さじ1杯程度を目安に摂るといいでしょう。

そして実は、ほとんどの野菜は、抗酸化物質を持っています。

野菜にしても、果物にしても、土のなかにある植物はつねにバクテリアや紫外線にさらされているので、抗酸化物質を持っていないと自分自身が死んでしまうのです。

ですから野菜は、疲れにさらされやすい、活性酸素が多く発生する人にとって、日常的に食べておきたいものです。

前述（24ページ）しましたが、とくに、緑黄色野菜のような色の濃い野菜や果物がおすすめです。これらの野菜の、色を濃くしている色素である「カロテノイド」が抗酸化物質なので、わかりやすいですね。

ニンジン、ブロッコリー、ほうれん草、かぼちゃ、トマト、ピーマンなどの色の濃い、抗酸化力の高い野菜を意識して摂るようにしましょう。

POINT 「疲れの状態」に見合った食べ物選びを

栄養ドリンクより「コーヒー、甘酒、赤ワイン」

今、コンビニやドラッグストアに行くと、多くの種類の栄養ドリンクが並んでいます。テレビでも、さかんにCMが流されています。

残業のときや、体がなんとなく重たい朝に手が伸びる――そんな人が多いのでしょう。現在、栄養ドリンク市場は年間売上がトータル2000億～2500億円にものぼっているといいます。

しかし実は、**こうした数ある商品のなかで、疲労回復効果が臨床試験で実証されているものは、ひとつもありません。**

栄養ドリンクのラベルを見ると、「タウリン〇〇〇〇mg配合!」などと書かれています。その含有量が多ければ多いほど、疲れに効きそうだという印象を受けるでしょう。

しかし、たとえばこのタウリンに疲労回復効果があるという科学的証拠はいっさいありません。

そうはいっても、栄養ドリンクを飲んだあとに「スッキリして目がさえた」というような、疲れが軽減されたという感覚を持つ人はかなりいるでしょう。

それは、**ドリンクに含まれている大量のカフェインの覚醒《かくせい》作用と、微量のアルコー**

ルの気分高揚《こうよう》作用によるものです。

たしかに「疲労感」は薄まるかもしれませんが、「疲労そのもの」はまったくなくなっていないのです。ですから、日常的にこうした栄養ドリンクを飲んでいると、疲労感を消すことでごまかされたまま、疲労は蓄積される一方になります。

栄養ドリンクで「元気になった気」がする!?

栄養ドリンクに含まれている高濃度のカフェインが、過度な活発性や依存症を引き起こすとして、海外では問題視されるようになってきています。

近年、アメリカでは栄養ドリンクの過剰摂取が問題となっており、2013年には、米国食品医薬品局が栄養ドリンクの安全性を調査したところ、**この10年で、栄養ドリンクとの関連性を否定できない死亡事件が13件もあった**とのことです。

2014年、ヨーロッパのリトアニアでは、18歳未満に対するエナジードリンクや栄養ドリンクの販売を禁止するという法律が施行されました。

栄養ドリンクはあくまで、疲れを一時的にごまかすもの。

どうしても徹夜をしなければならないときなど、一時的ながんばりどきに使うことは否定しません。ですが、必ず翌日にそのぶんの〝ツケ〟がくるので、栄養ドリンクを飲んでがんばった次の日は、しっかり休むようにすべきです。

栄養ドリンクは、長期にわたって飲用するものではありません。

習慣的に栄養ドリンクを飲む、1日に何本も飲む、持続的、継続的に飲むというのは絶対に避けたほうがいいでしょう。

コーヒーが持つ「抗酸化力」

かつては「コーヒーをあまり飲みすぎるな」といわれていました。

たしかにカフェインは摂りすぎるとよくありません。

コーヒー1杯に含まれているカフェインの量は25～50mg程度です。濃いものであれば、60mgくらい入っているようです。

1日のカフェインの摂取量の限界値は明確ではありませんが、200mgは超えない

ほうがいいでしょう。

カフェインレスのコーヒーであれば、上限はあまり設定しなくてもいいでしょう。

ちなみに、先ほど触れた栄養ドリンクには、1本で120㎎ものカフェインが含まれている商品があるほどですから、やはり過剰摂取になりやすいということがわかります。

以前は1日3杯以内ともいわれていたコーヒーですが、「1日に3～4杯のコーヒーを飲んでいる人は、ほとんど飲まない人に比べて、心筋梗塞《しんきんこうそく》などの心臓病死の危険性が少ない」というデータがあります。

一方で、過去には、「コーヒーを飲んでいる人には胃ガンが多い、肺ガンが多い」ともいわれていました。しかしこれには裏があり、昔は、コーヒーをよく飲んでいる人にはたばこも吸っている人が多かったので、コーヒーがそうしたガンの直接の原因になっているのかどうかの信憑性《しんぴょうせい》は疑わしいのです。

しかし、今は統計学の進歩とともに、データがより正確になっています。そして最新のデータで見ると、コーヒーを1日に3～4杯飲んでいる人が長生きしていることが明らかになってきているのです。

ただし、それはあくまでもコーヒーに含まれる「クロロゲン酸」といわれる抗酸化物質の効果（25ページ）であって、カフェインの働きではありません。「カフェインをたくさん摂るのがいいんだ」とはいかないことを覚えておきましょう。

甘酒は「飲む点滴」

甘酒は、バランスのよいタンパク質の補給になります。ビタミンB群、葉酸《ようさん》、食物繊維、ブドウ糖なども豊富に含まれているので、最近では**「飲む点滴」**ともいわれています。

甘酒というと、冬に温めて飲むイメージがありますが、江戸時代には、夏に体力を回復させてくれる飲み物として、活躍していました。

夏に暑さのためにたくさんの人が亡くなっていた時代、体力を維持させ夏バテを防ぐ飲み物として、甘酒は認められていたのです。そのため、幕府も庶民が甘酒を安価で飲めるよう、価格の上限を設定していたほどです。

もちろん、夏冬限らず一年中飲んでいいものです。


ホットミルクはどうでしょうか。

寝つけないときに飲んだりしますが、あまり意味がありません。ミルクに含まれるカルシウムがイライラを抑えるわけではなく、抗疲労効果があるわけでもないので、飲んでなんらかの効果が期待できるとはいえません。


ほかの飲み物なら、「リコピン」という成分が抗酸化力を発揮してくれる**トマトジュース**がおすすめです。

市販の野菜ジュースはビタミンもそれなりに含まれているとは思いますが、カロリーがあるため、飲みすぎには気をつけましょう。

蒸し暑い季節には、脱水症状、熱中症を起こしやすくなります。このような時期には、ただの真水やミネラルウォーターよりも、**スポーツドリンク**をおすすめしています。

汗をかくと、ナトリウム、クロール（塩化物イオン）が不足しますが、スポーツドリンクにはこれらが適度に含まれています。水道水やミネラルウォーターでは、これらを摂取できません。

また、下痢《げり》をしているときにも、体内からミネラルが失われているので、スポーツドリンクがいいでしょう。ただし、前述（29ページ）したように偏った大量摂取には注意が必要です。

お酒なら「赤ワイン1杯」

お酒は、極度に強いアルコール度数でない種類のものを飲みすぎなければ、疲労対策として飲んではいけないというものではありません。

ワインには「ワインポリフェノール」といわれるブドウ糖が含まれていて、**ベリー系の赤ワイン1杯は、心筋梗塞を防ぐ**といわれています。

赤ワインをよく飲むフランス人の心疾患による死亡率が低いことを「フレンチ・パ

ラドックス」といいますが、実際に、ワインを飲んでいる人のほうがワインを飲まない人より心筋梗塞などが少ないというデータがあります。これはアルコールではなく、ポリフェノールのおかげです。

ただ、アルコールも長い目で見ると、もちろん体にとって害であることは間違いありません。

肝臓に与える影響などを見ても、決していいことではありません。

「アルコール1単位」という目安があります。

この「1単位」とは、純アルコールに換算して20g。

ビールでいうと中瓶1本、日本酒でいうと1合、ワインでいうとグラス1~2杯ほどを指します。

ビール中瓶1本に含まれているアルコールは、500cc×アルコール度数5%なので、そのくらいの量がアルコールの1単位です。

日本酒やワインのアルコール度数は14%くらいですから、アルコールの量を計算すると同じくらいになります。

この程度のアルコール量であれば、血液循環をよくする作用があり、リラクゼーション効果も脳に作用しますから、健康的な面もあります。

ただし、体質的にアルコール脱水素酵素やアセトアルデヒド脱水素酵素を持っていない方の飲酒は危険です。

長く健康にお酒とつき合いたいのなら、「1日にアルコール1単位以内」に抑えて飲むようにしましょう。

POINT

「抗酸化力」のある飲み物をチョイス

回復力をUPする「ビタミンC」と「イミダペプチド」

疲れ対策として、サプリメントを摂取する人がいます。

数あるサプリメントのなかでもポピュラーなのは、マルチビタミンですが、食事をきっちり摂っている人なら、あえてわざわざ摂取する必要はありません。

最新医学の研究によると、実は「マルチビタミンには効果らしい効果が実証できない」ということが明らかになっています。

アメリカのジョンズ・ホプキンス大学のエドガー・ミラー教授は、マルチビタミンに心臓発作やガンを防いだり、65歳以上の男性の認知機能を改善する効果があるかどうかを調査した複数の研究結果をまとめました。

そして、計45万人もの人を対象とした27件の研究をとりまとめた結果、マルチビタミンには循環器疾患やガンを予防する効果はない、と結論づけました。

また、アメリカで行なわれた調査では、65歳以上の男性6000人を二つのグループに分け、一方のグループにはマルチビタミンを服用、もう一方のグループには偽薬（プラセボ）を服用してもらうという検証を12年間にわたって続けました。

しかし、認知機能を検査した結果、両グループの間に差異は見られなかったといいます。

マルチビタミンは医学的には、ほとんどプラセボ（偽薬）効果の域を出ていない、という結果になっています。

「『マルチビタミンを飲んだら元気になった』と話す人々の事例に基礎をおいているが、医学的に調査してみると、長期的な恩恵《おんけい》を裏づける証拠は存在しない」と、エドガー・ミラー教授は言い切っています。

ふつうの食生活なら「マルチビタミン」のサプリは必要ない

栄養的な側面から見たときに、マルチビタミンのなかに含まれているもので、摂取量に気をつける必要があるのは、ビタミンA、D、E、Kです。

これらビタミンA、D、E、Kは、「脂溶性《しようせい》ビタミン」といって、水に溶けにくく油に溶けやすいビタミンです。そのため、過剰に摂取すると体内に残ってしまいますから、摂りすぎには注意しなければなりません。しかし、一般的に摂取を推奨している程度では、人体に害をおよぼす量を超えることはありません。

前述した、アメリカでの大規模調査の結果を総合的に判断する限り、よほど野菜を食べていなかったり、炭水化物ばかり食べているというような、偏った食生活をしている人以外は、マルチビタミンを積極的に摂る必要はなさそうです。

そのほかの、疲労回復効果を謳《うた》われているサプリメントはどうでしょうか。

肝臓にもいいとされる「オルニチン」も基本的には同じです。体内でエネルギーをつくり出す作用をするところで必要になってくるアミノ酸なので、栄養不足やカロリー不足の人には効果がありますが、ふつうに食生活をしている人が不足しているかといわれると、そうでもありません。

サプリメントも、「疲労回復に効果がある」などと書かれているのを鵜呑《うの》みにして、なんでも摂ればいいというわけではありません。

私のクリニックで実際によく出しているサプリメントは、**「イミダペプチド」**と**「コエンザイムQ10」**です。

イミダペプチドの素晴らしい疲労回復効果については、16ページで述べた通りです。

市販されているイミダペプチドのサプリを購入するときに気をつけてほしいことは、

「イミダペプチド確証マーク」がついているものを選ぶこと。

これは、前述した、疲労回復のために1日に必要なイミダペプチド200mgが、1日のサプリ摂取量に含まれていることを保証するものです。

市販されている確証マークがついていない商品のなかには、この必要量が含まれていなかったり、「イミダペプチド含有チキンエキス○mg配合」といったあいまいな表示をしていたりするものもありますから、注意してください。

コエンザイムQ10については、美容のために飲むものというイメージを持たれがちですが、同時に体内のすべての細胞内でエネルギーをつくり出す「補酵素《ほこうそ》」の役割をしてくれるものです。

コエンザイムQ10は、私たちも体内で合成することができます。実際、ほとんどの方においてはサプリメントとして摂取する必要はないと考えられます。

ただ、イミダペプチド同様、加齢により合成能《ごうせいのう》（合成する能力）が低下することが明らかになっていますので、高齢者においてはサプリメントで摂取してもいいでしょう。

疲れをいったん「大掃除」

先ほど、アメリカの研究では、マルチビタミンは医学的にはプラセボ（偽薬）効果の域を出ていないという結果が出ていると書きました。

私たちが行なった「疲労定量化及び抗疲労食薬開発プロジェクト」においても、ビタミンCの単独摂取では長期的な抗疲労効果は検出できないことを確認しています。

私たちの臨床調査では、1日3000㎎のビタミンCを4週間摂取させ、プラセボ（偽薬）と比較しましたが抗疲労効果は認められませんでした。

摂取量を増やして再調査しようという案もありましたが、1日3000㎎以上の摂取は、下痢を招きやすく、また、血液を酸性化して結石をつくるリスクも懸念《けねん》されることから、現実的ではありません。

ただ、**ビタミンCは、非常に強い抗酸化力のある成分**です。3000㎎を摂取すると、少なくとも一過性ではありますが疲労を起こす元凶である活性酸素を叩いているはずです。にもかかわらず抗疲労効果が検出できなかったのは、やはり体内での作用時間が短いことが原因であると考えられました。

そこで私たちは、ビタミンCと、体内での効果持続時間の長いイミダペプチドとの併用を試みました。

イミダペプチドは、抗酸化力がそれほど強くない一方で、長時間にわたり脳に作用するというメリットがありますが、全身の活性酸素を一気に減らすという点では、抗酸化力の高いビタミンCのほうが効果があります。

そこで、**ビタミンCで体内の活性酸素を一度掃除しておいて、その上で長時間にわたり脳でイミダペプチドの効果をさらに発揮させる**という方法を試したところ、明らかに疲労回復効果が高かったのです。

ビタミンCだけの摂取では抗疲労効果は期待できませんが、イミダペプチドと併用することに意味があることがわかりました。今、すごく疲れている方は、この二つの成分を同時に摂取されることをおすすめします。

POINT **サプリも効果的に組み合わせる**

2章

実は心身に負担になっている？「暮らし方」

――熱い風呂、運動のノルマ、直射日光、忙しい休日はNG

冷えすぎ、暑すぎは想像以上に消耗する

あなたは部屋の空調を、普段、何度に設定していますか？

夏場の暑いときや冬場の寒いときも、快適と感じられる温度に設定していますか？

体感温度によって「疲れ方」は変わってきます。

室温とは、その空間自体の温度を指しますが、実際は輻射熱《ふくしゃねつ》（天井や壁など、身のまわりのものが発している熱）を拾うので、体感温度と室温はイコールではありません。

また、体感温度とは別に、湿度も関係してくるので、湿度が低いと温度も涼しく感じます。部屋の構造によっても、感じ方が異なります。

ですから、「室温は○度がいい」と、一概《いちがい》に決められるものではありません。

男性は体内で生産する熱の量が多いので、低めの温度で快適さを感じますし、女性は筋肉量が少ないので体内で生産する熱の量も少なく、高めの温度が快適と感じる傾向があります。

基本的には、自分が快適だと思える温度に設定するのがよく、**「快適と思える温度から外れたら、体にはよくない」**と思ったほうがいいでしょう。

暑かったら汗をかいてしまいますし、寒かったら鳥肌が立ちますね。
これはどちらも、**自律神経が疲れている状態**です。

職場ではほかの人もいますから、空調を自分の快適な設定温度で維持するというのは難しいかもしれませんが、着るものを薄くしたり厚くしたりして、なるべく体感で「快適」と感じられるよう心がけてください。

湿度のコントロールは難しいかもしれませんが、冬は加湿をし、夏は除湿をするだけでも、快適さはだいぶ変わります。最近は、卓上に置ける加湿器も、手頃な価格で購入できるようになっています。

室温を28度に上げるとパフォーマンスが落ちる

東北の大震災のときに、政府から「節電のため、真夏の7月、8月の室温は28度に設定するように」という指示が出されました。

ところが、28度に設定するというのは、医学的にも、仕事の生産性という面から見ても、大きな間違いです。

28度では、室内にいても熱中症になる可能性が高くなります。

私たちが行なった実験では、室温を28度に設定すると、25度よりもエネルギー消費は約7%減りました。

しかし一方で、**28度のなかで8時間作業をすると、25度のなかで作業したときと比較して、最後の時間では15%くらいパフォーマンスが落ちてしまう**のです。

すると、仕事が進まないぶん、残業時間が増えることになります。就業時間後も仕事をしていれば、当然ですがエコにもなりません。そして、働く人たちも、より疲れてしまいます。

官庁にいる役人たちは、「労働者はいかなるときもつねに100%の能力を発揮できるものだ」という考えを前提にしているようです。

「28度にしてしまうと、100%の力で働かなくなるかもしれない」という発想が抜けているようです。

実際、2019年7月、姫路市の清元秀泰市長は、私の意見に賛同し、「市庁25度プロジェクト」を行ないました。

姫路市はこれまで、ほかの自治体や官庁と同様に、夏のエアコン設定温度を28度に設定していましたが、市庁全体の設定温度を25度に変えて、その結果、どの程度、仕事効率が上がり残業が減るか、そして光熱費（エネルギー消費量）が変わるかを調べました。

その結果、光熱費は3カ月間で7万円だけ増えましたが、快適な空間で作業できたことで仕事効率が上がり、その結果、残業時間が減ったことで、人件費が４０００万円節約できました。

庁舎のオフィスでは、ひとりでも残業しているとエアコンを消せない事情から光熱費自体は下がらなかったのですが、残業が減ればエアコンの稼働時間も減るわけですから、徹底すれば、仕事量を減らすことなく光熱費も下がるはずです。この結果から、清元市長は来年以降も25度設定を続けるそうです。

シンガポールの初代首相として、戦後の経済発展をリードし、建国の父といわれているリー・クアンユー氏は、

「私はシンガポールの建国の父といわれている。だが、実際にシンガポールの繁栄を

築いたのは、私ではなくてエアコンだ」

「エアコンが安い値段で流通するようになって、現在のシンガポールが機能するようになった。もし今この時代にエアコンがなければ、いまだにシンガポールの人は、誰ひとりまともに働かないだろう」

と語っています。

実際にその通りで、ここ20年、急速に発展を遂《と》げている国や都市の多くはシンガポール、ムンバイ（インド）、ドバイ（UAE）など、どこも非常に暑い地域にあります。

彼らは、暑すぎる環境の中で、パフォーマンスが低くならざるをえなかったのです。ところがエアコンが安くなって、オフィスなどにある程度普及するようになったと同時に、いきなり経済成長がはじまったのです。

「汗をかく」と体は疲れる

また、日本人の大半は、真夏でも昼間の起きている時間帯はエアコンをつけていても、寝るときはタイマー設定をして、睡眠中はエアコンが消えるようにしている方が多いようです。

しかし、たとえ**睡眠時でも夏にエアコンを消すのは健康上、決して好ましいことではありません。**

真夏の熱帯夜にエアコンを消す行為は、熱中症のリスクを高めるだけでなく、疲労を蓄積させ、夏バテを起こす大きな原因になります。

たとえば、もし夏の暑い夜にエアコンを消して寝ると、朝起きたときにはかなりの汗をかいているはずです。

そもそも、寝汗をかくというのは、それだけで自律神経を疲弊《ひへい》させているということ。

汗をかくというのは体温を調節しようと自律神経ががんばっている証拠なのです。

そういう状況では、睡眠中、疲労回復どころか、眠っているにもかかわらず運動しているのと同じ負荷が加わっているといえます。

ですから、夜寝るときには、夏でも冬でも、快適と感じられる温度に設定して、エアコンはつけっぱなしにしたほうが体のためにいいのです。

「暑い」「寒い」と感じているのに無理をして我慢しているということは、自律神経を疲弊させ、自ら進んで疲労を蓄積させていることなのだと、覚えておいてください。

自律神経に負担をかけないことは、疲労を回復させるための第一歩です。

自律神経にできるだけ負担をかけない日常生活を送り、もし、負担がかかってしまった場合は、いい睡眠で回復するしかありません。

昼間にできることは、まずは自律神経に負担をかけないということです。

POINT 今の室温は「快適」ですか？

「体を動かすとスッキリする」は本当か

あなたの周りに、毎日よく働いて疲れているにもかかわらず、さて休日となると、ジムに行ってランニングマシンで何キロも走ったり、わざわざ皇居にまで出かけて、ランニングしているような人はいませんか？

彼らは「体を動かすと、スッキリするんだ」「走って汗をかくと、体が軽くなるんだ」と言います。本当にそうなのでしょうか。体のメカニズムから見ると、それはかえって危険なことなのです。

健康のためにランニングする人は多いのですが、**無理して走りすぎると、逆に健康を損《そこ》なう原因になってしまう**のです。

「慢性的な疲れ」はその運動が原因!?

「最近ずっと疲れているなぁ……」と感じる場合、もしかしたらそれは運動が一因かもしれません。

健康のためにと、少々無理をしてランニングしている人は多いのですが、ちょっと考えてみてください。アフリカの草原で自主トレをしているライオンはいません。獲《え》物《もの》を獲《と》るために日頃から鍛えているライオンがいないように、人間も、ふつうに生活していれば、本来は過度に運動をする必要はないはずなのです。

ところが、飽食《ほうしょく》文化になったことで、ふつうに生活しているだけで太ってしまう人が出てきたわけです。ただ、これはせいぜいここ100年くらいの話です。それ以前では、太ることが問題視されることはありませんでした。

ここ数十年で、太ることの害がさまざまな観点からいわれるようになりました。太っていることで病気になるリスクが高まることは事実です。ですから運動をすることが必要になってしまったのです。

ところが、ラットを使った実験で、意外なことが明らかになりました。

それは、幼児期にお腹いっぱい食べさせると寿命が短くなるということです。幼児期に満腹まで食べさせずに、7～8割ぐらいのところでえさを取り上げていたラットは長生きしました。

なかでも最も短命だったのは、幼児期に満腹に食べさせておいた上で、毎日定期的に運動させ続けたラットでした。

逆に、**最も長生きしたラットは、幼児期に腹7〜8分目でえさを取り上げ、大人になったあとも太らせない程度に食事を与え、強制的な運動はさせずにふつうの生活をしていたラットだった**のです。

毎日のハードな運動が本当に長寿につながるかどうか、疑問を感じる結果です。

現在、日本で最も長寿の人が多い都道府県は長野県ですが、以前は沖縄県が長寿の地域といわれていました。

沖縄は健康的で誰もが運動しているといわれていましたが、それは誤りです。沖縄の人はあまり運動をしていません。沖縄で外を何百mも歩いている人がいたら、それは本土からきた人です。実際に暮らしている人たちは、たとえ50mでも車で移動するくらいです。

なおかつ、以前の沖縄は粗食《そしょく》を強いられていたため、積極的に運動しないこともあいまって、長寿の人が多かったのです。近年は豊かさとともに食べるものも増え、沖縄の人たちにも、生活習慣病が増えてきたため、結果的に長寿ではなくなってきたのです。

毎日ノルマを決めてやる「運動」は最悪

運動を美化するという昨今の常識は、医学的に見ると大いに問題です。体重をコントロールすることは大事ですが、極端に筋肉を落とさないようにさえしていれば、実はあまり運動しないほうが長寿になれる可能性は高いのです。

ただ、**筋肉を落とさない程度の散歩やウォーキングはしたほうがいい**でしょう。筋力が落ちると、成長ホルモンが出にくくなってしまうため、疲れをとるために必要な睡眠の質に支障をきたしやすくなります（成長ホルモンと睡眠の関係については136ページで後述します）。

しかし、ストイックに毎日ノルマを決めて運動を行なうのはおすすめできません。体調は日に日に変わるので、自分の体とよく相談したほうがいいのです。

私のクリニックにいらっしゃる方でも、運動をしたほうがいいと思っている人が多いのですが、まず私はそれをやめさせます。自律神経の状態が悪い人に運動をさせるのは、実は非常に危険なことです。症状を悪化させるだけだからです。**まずは自律神**

経を整えることが先決で、運動はそれからです。

筋力が落ちるのが心配な場合は、散歩だけにします。散歩も10分程度にしましょう。せいぜい1キロで十分です。走るのはほとんど自殺行為に等しいといってもいいすぎではないでしょう。とくに**大量に汗をかくほど走るのは、自律神経にかなりの負担をかけていることになる**のを知っておくべきです。

昨今、健康ブームで毎日運動している方が多いようですが、残念ながら「運動をせず不健康な人」よりも、「運動をしていて不健康な人」が増えているように思います。「運動は体にいい」と謳っているのは先進国だけですし、そんな先進国でも昔はジムなどなく、意味もなく自主的にランニングしている人もいませんでした。まだ食糧を十分に確保できない発展途上国では、フィットネスクラブはもちろんのこと、トレーニングしている人自体が稀《まれ》です。先進国の寿命が長いのは、衛生状態が上がったことや医療が進歩しているからであって、運動の効果によるものではなく、発展途上国の人も同じ環境下で過ごせば長生きするのです。

POINT 体にやさしい「10分散歩」

自分の「疲れレベル」がわかる3つのチェック

前項でも取り上げたような無理な運動による事故が、現在多発しています。とくに高齢者の場合は、血管が硬く脆《もろ》くなっていることや、自律神経の機能が低下していることで、心筋梗塞、脳梗塞を引き起こしやすくなります。

また、健康な高齢者でも温度感覚は若いときに比べて鈍《にぶ》くなっていることから、暑いなかでの過度な運動は、熱中症を起こすことにもつながります。

体に異変が起こるとき、本人は疲労感を覚えていない場合がほとんどです。

疲労感は、無意識にかき消してしまうことができるぶん、あてにならないのです。

その点、動物はとても素直で、感覚に忠実に行動します。

人間は、前頭葉《ぜんとうよう》が発達したことによって、「もっと」という欲が強くなり、進化と発展を築いてきたわけですが、一方で自分の気持ちや感覚すら麻痺《まひ》させることができるようになってしまいました。それだけ「欲深い」ということかもしれません。

「健康のため」と思ってしている運動が、病気を引き起こすきっかけになってしまわないように、無理な運動をすることは控《ひか》えたいものです。

たとえば、運動のなかでもとくに注意したいのは、土曜日の早朝ゴルフです。

金曜日の夜遅く帰宅して、満足な睡眠もとれていないなか、翌朝4時か5時には起きて、遠くのゴルフ場まで移動します。

体のほうはまったく回復していない状態ですが、時間をやりくりしてお金もかけて出かけた久しぶりのゴルフ場。緑の芝生を見ると爽快感が湧いて、本来あるはずの疲労感が消し飛んでしまいます。

これは、「気持ちいい」と感じることで、疲労感を消してしまっている状態です。

この状態で一日のプレーをスタートすると、たいてい球が右に行ったり左に行ったりします。同伴のメンバーや次のスタートを待っている人たちに迷惑をかけてはいけないと、思わず走ります。ボールを打って、また走って……を繰り返していると、1番ホールのグリーンの上にたどり着く頃には、ハアハアと息もあがっている状態です。

まだ完全に体が覚醒できていない朝、前日の過労で疲弊しきった自律神経は、血圧を上げ心拍数を高めることで酸素不足を補おうと必死で働いています。

そして、パターを打つ順番です。息を止めてうつむき、ボールに集中します。

息を止めていることで心拍が速くなり血圧がさらに上がっているため、このうつむいて頭が下がった瞬間に、血液が一気に脳に流れ込みます。そこで、血管がプツンと切れてしまうということがあるのです。

ゴルフ場に救急車がやってくるのはこのときです。ですから、土曜日の早朝ゴルフは、最も危険なのです。

汗をかかない、15分程度のストレッチが効果的

疲れているときの運動は、体にさらにムチを打つことになるので、よくありません。繰り返しますが「運動で疲れをとる」という考えは間違いです。

ただし、**血流をよくする程度のストレッチは、プラスに働くときがあります。**

汗をかくほどの運動ではなく、15分程度のストレッチで十分でしょう。30分もすると、「運動」になってしまいます。

本書でここまで繰り返し述べてきた通り、汗をかくようなことは、積極的にしないほうがいいのです。

血流はたしかに大切なので、散歩程度の運動は悪くありませんが、ストレッチやヨガくらいでも十分です。
ただし、ヨガでも強制的に汗をかくホットヨガはおすすめしません。

「体が疲れた」ときは「頭の疲れ」を減らす

自律神経の疲れをチェックする方法があります。
毎日自分がどれだけ動いたかということを、足し算をして振り返ってみることです。
これは運動に限らず仕事でもそうですが、今日、

「体力的にどれだけ動いたか」
「デスクワークでどれだけ仕事をしたか」
「メンタル的なストレスがどれだけ加わったか」

この3つの足し算で考えてください。

自律神経に負担がかかっているということに関しては、右記のストレスはみな同じです。

「今日はたくさんデスクワークをしたから、運動して気分転換しよう」という方もいますが、たくさんデスクワークをした日ほど運動はしてはいけません。

また、心のストレス、たとえば上司に叱責《しっせき》された日は、むしろ残業などは避けるべきです。

つまり、**運動もデスクワークも心因的なストレスも、実はすべて自律神経に負荷がかかっており、どの原因のストレスでも自律神経にダメージがかかる点で同じなのです。**

ゆえに、この3つのいずれかが増えれば、それ以外のストレスを減らしましょう。

POINT

「疲れ」は足し算されている

「熱い風呂」はこんなに負担

汗をかくと体にいいということが、まことしやかにいわれています。

「汗をかくから新陳代謝がよくなる」というのは間違いで、「血流がよくなるから新陳代謝がよくなって、さらに負荷が加わった結果として汗をかく」のです。

この誤解が多いことから「疲れをとるために」と熱い温泉に長く入ってたっぷり汗をかくという人がたくさんいますが、疲労医学の観点からは、むしろNG行為なのです。

以前、NHKの生活情報番組『ためしてガッテン』で私が担当した実験でも、温泉に行く前と行ったあとでは、明らかに「温泉に行ったあとのほうが疲れている」という結果が出ました。

これは、温泉好きな人に集まってもらい、実際に伊豆の温泉宿を貸し切って、温泉に連れて行き、温泉の抗疲労効果を検証するというロケで明らかになったものです。

そして、東京から温泉地へ向かう「バスに乗る前」、「宿について温泉に入る前」、「温泉に入ったあと」、「寝る前」、「翌朝起きてから」、と5回の採血をしました。

そこで「FF（ファティーグ・ファクター）」という疲労物質の数値を測ってみたのですが、驚くべきことに圧倒的に**「温泉に入ったあとが一番疲れている」**ことがわかったのです。
「温泉に入っても、決して疲れはとれないですよ」ということが番組内で証明されてしまったわけですが、放送の翌日、温泉業界などから、テレビ局に抗議が殺到したそうです。そのため後日、「温泉」を「お風呂」と訂正しました。実際、温泉自体が悪いのではありません。

「熱いお湯に長時間浸《つ》かる」のがよくないのです。

「急激な体温変化」が負荷をかける

ご家庭のお風呂の設定温度は、おそらく42～43度といった、熱めの設定になっていることが多いのではないでしょうか。

そして、肩までじっくり湯に浸かって、じっとりと汗をかくことで、体が温まって疲れがとれた、と思っている方が多いものです。

ですが、人の深部体温は37度前後。42度という湯温に長時間浸かると、体温は強制的かつ急激に上昇させられることになります。

これは、体温を一定に保とうとしている自律神経に対する、大変な暴挙です。汗をかくというのは、自律神経が必死で体温を下げようとした結果なのですから。

熱い湯船に浸かっている最中、自律神経は休まるどころか、重労働をさせられている状態だということです。

ですから、真冬に「寒いから」といって、銭湯の極端に熱いお風呂や、スーパー銭湯のサウナに入って、そのあとに水風呂に入るような行為は、あまりにも激しすぎる体温の変化を繰り返すことになります。

心拍数、血圧も大きく変化させられます。

これはほとんど、自律神経に対する虐待《ぎゃくたい》のようなものだと思ってください。

「熱いお風呂に入って、湯上がりに冷たい飲み物を飲むと、スッキリするんだ」という人もいますが、これも実は危険なことです。

それは、くわしくはエピローグでお話しする「**疲労感なき疲労」と同じで、脳内でドーパミンやβ - エンドルフィンといった、快楽物質が出ているだけ**だからです。

実際には、まったく疲労はとれていないどころか、ますます疲れさせているのです。

一番疲れない入浴法は「カラスの行水」

では、どのような入浴方法が、一番理想的なのでしょうか。

それは、**「疲れているときほど、シャワーだけですませる」**こと。

湯船に浸かると余計に疲れてしまいますから、シャワーだけのほうがいいのです。

短時間で、ぬるい湯温でシャーッと体を洗い流すだけの「カラスの行水《ぎょうずい》」は、体温の急激な変化がないので、最も自律神経に優しいのだと覚えておいてください。

それでも、疲れたときこそ湯船にゆっくり入りたいという人もいらっしゃるでしょう。冷え性の人は、体を温める必要もあります。

その場合は、**ぬるま湯――38度から40度くらいまでのお湯に、下半身だけ浸かる半身浴で10分、汗をかかない程度にするのがいい**でしょう。

この、半身浴で「下半身だけ温める」ということがとても重要です。

上半身まで温めると、交感神経が優位になりますが、**下半身だけを温めれば、副交**

感神経が優位になるので、脳がリラックスでき、自然に良質な眠りに誘われます。

ここでいう「下半身」とは、心臓以下、すなわち脇の下より低位を指します。また、「上半身」は肩から上を指します。

なかでも、温まると危険なのが「脳」です。

「のぼせ」は、脳の温度が上昇し、「もう深部体温のコントロールができない」という自律神経系のアラート。

のぼせそうになったときはすぐに風呂を出て、涼しいところで鼻から空気を吸ってください。実は、鼻は「脳の冷却装置」。鼻腔《びくう》の上は脳の自律神経中枢があり、温まった脳を鼻から冷やしてあげることができます。

室内風呂だとのぼせるのに、露天風呂だと心地いいのは、鼻から吸う空気が冷えているので脳温度が上昇しにくいから。寒くない季節は窓や扉を開けて入浴するのもいいでしょう。

POINT 「のぼせ」は脳温度上昇のアラート！

サングラスで「疲れ光線」を避ける

「小麦色に日焼けしている人は健康的で、青白い肌の日焼けしていない人はなんだか不健康そう」——。多くの人が抱いているこんなイメージは、まったくの間違い。むしろ、日焼けをしている人ほど、疲れやすく、不健康になりやすいといっていいでしょう。

なぜなら、**疲れの原因となる「活性酸素」は、太陽の光に含まれている紫外線を浴びることでも体内でつくられてしまう**ためです。

これまで、「紫外線対策」というと、女性がシミやシワを防ぐために美容的な観点から行なうものと考えられてきたかもしれませんが、疲労を溜め込まないためにも、何より大切なことなのです。

女性に限らず、男性でも子どもでも、積極的にサングラスを使いましょう。

疲れの度合いは太陽光の浴び方で変わる

眼に紫外線が入ると、外に露出していない部分の肌まで日焼けすることをご存じでしょうか。

紫外線は、人間にとって細胞のＤＮＡを書き換えてしまう大敵です。

眼に紫外線が入ると、角膜で紫外線を察知します。

そして、**脳はそれに対応して、紫外線を防御しようと全身のメラノサイト（色素細胞）を活性化させて、日焼けやシミの元となるメラニン色素をつくらせるのです。**これが、眼に紫外線が入るだけで、肌が日焼けする理由です。

このとき自律神経は、紫外線が来たというシグナルを受けて戦闘態勢をとっています。これが疲れの原因になってしまうのです。


実際、マラソン中継を見ていると、ほとんどの選手がサングラスをしています。あれは、太陽がまぶしいから、という単純な理由だけでサングラスをかけているのではありません。

そうしなければ多くの紫外線が眼から入り、結果として全身の疲れが増幅されてしまうからです。

外出や運動などで太陽にさらされる場合、サングラスをかけると疲れの度合いが違いますから、ぜひ活用することです。

サングラスを買うときには、**ＵＶカット90％以上で、レンズと顔の間に隙間《すきま》がなく光が入り込まないタイプのもの**を選んでください。

レンズの色の濃さは、ＵＶカット率とは関係ありませんのでご注意を。

また、このようにお話しすると、みなさん「日差しが強い日にはそうしよう」と思うようなのですが、曇っている日にも紫外線はたっぷりと降り注いでいます。

ちなみに紫外線が年間で最も強くなるのは、夏ではなく5～6月頃とされていますから、その時期はとくに意識したいところです。

もちろん暑い7～8月もぬかりなくサングラスをご用意ください。

POINT 「眼から入る紫外線」をあなどってはいけません

体が求めている「気晴らし」とは

連休にドライブで出かけることでストレス発散、疲れも吹っ飛ぶという人がいます。しかし、ドライブは実は疲れを呼ぶ行為です。

つねに注意を配りながらハンドルを握り続ける運転は、デスクワークよりも緊張度が高いはずですから、本人は気晴らしのつもりでも、自律神経は疲れてしまいます。

平日に疲れる作業をした上に、休日にも疲れることをさらにすることになるわけですから、先ほどの「足し算の考え方」からいっても、疲れをプラスすることでしかありません。

ですから、ドライブで気晴らしをするよりは部屋で休んでいるほうがよっぽどいいのです。

「運転が好きだから疲れない」という人もいます。しかし、それは体からすれば嘘《うそ》です。「好きだから疲れを感じにくい」というのは本当ですが、疲れないわけではありません。**好きなことをしているときほど、疲労感なき疲労、つまり、疲労感を覚えない疲労が蓄積しやすい**ということを覚えておきましょう。

「今日は疲れたな」「今日はいろいろ仕事をしたな」という日は、ご褒美《ほうび》に自分の好きなことをするのではなく、「何もしない」のが一番のご褒美だととらえましょう。

疲れた状態は酸化ストレス、活性酸素で体が錆びた状態になっています。
その**錆びをとる一番の方法は、何もしないで眠ること**なのです。

自主的にトレーニングをする動物などいない

休日というのは文字通り、「休む日」です。

前にもあげましたが、ライオンが自主トレしないのと同じで、そのほかの動物でも自主トレをしている姿を見ることはありません。

「休むときは休む」というのが動物としての本来のあるべき姿です。

休みの日にわざわざ自主トレするというのは、人間がいかに欲の塊《かたまり》かという証拠です。

休みの日に動いていては、休日とはいえません。

一般的な社会人が働いている時間は、8時間の勤務時間と通勤時間も入れると1日に約10時間です。ほかの肉食あるいは雑食動物を見ても、それほどの時間、活動してはいません。

現代人の10時間の労働時間は明らかに異常です。平日に通常の睡眠をとったとしても、完全な休養をとるまで回復しにくい人がほとんどでしょう。1週間に1~2回休むのは絶対に必要なことです。

その休日のタイミングで、スポーツや家族サービスなど疲れることをしていると、ますます疲労が蓄積していってしまいます。家族サービスで倒れるとまではいかなくても、休みの日にかえって疲れが溜まったという人は多いのではないですか。

せっかく**週休2日なら、そのうち1日は「まったく何もしない日」をつくりましょう。**それが理想です。

下手に張り切って、2日の休みを1泊2日でめいっぱい使って旅行に行ったりしないことです。旅行に行ったぶん、余計に疲れてしまうのですから。

「暇=よくないこと」と思い込んでいませんか

生き物として理想の生活は、1日中ゴロゴロしていることです。

ただ、人間は欲があるので、そう思ってもできません。人間の悲しい性《さが》です。とくに日本人はそうでしょう。

たとえば、日本人は海外のリゾートに出かけても、プールサイドで1日中ぼけーっとしているのが苦手です。「何かしなきゃ」「何かもっと楽しいことがあるんじゃないか」と気がせいてしまうのです。

口グセで「なんか楽しいことないかな」と言っている人もいるくらい、つねにもっと楽しいことがしたいという欲があるのです。

それがあるからこそ、日本は今日まで発展してきたのでしょうが、疲れの視点から見ると、犬や猫のように、必要なとき以外は動かないというのが、本来の理想の姿です。

私たち現代人は、「暇なのはいけないことだ、なんとかしないと」とあせりすぎています。でも、犬や猫は暇でつらいと思っていないと思うのです。

それが結果として、休日にまで何かに駆《か》り立てられるようにレクリエーションをして遊び、過労を増やしてしまう原因にもなっているのです。

ぼけーっとすることをよしとする文化も必要ですし、ぼけーっとすることが楽しいと思えたら、人間はもっとラクになりますね。

よく患者さんにも「疲れたときに何をしたらいいですか?」と聞かれますが、疲れたときは何もしなくていいのです。

疲れを癒《いや》すというのは、「何もしない」ことであって、それができる人というのが、疲れない人といえるのかもしれません。

私も、田舎や僻地《へきち》が好きです。そこへ行くと、ネット回線もないしテレビもないので何もできません。仕方がないのでぼけーっとします。ぼけーっとする以外ないのです。

無理せず、何もせず、ただただぼけーっとする時間を持ちましょう。

POINT
週1日の「まったく何もしない日」

3章

ちょっとした工夫で疲れが一変する「働き方」

——遠くを見る、歩きまわる、窓を開ける、ひとりの時間づくり

1時間に1回トイレに立つ

オフィスで働いていると、一日中パソコンと向き合い、デスクワークをしている、ということが多いのではないでしょうか。

ずっとイスに座っていて、いつもと同じ仕事をこなしたけれど、夕方頃にはすっかり疲れてしまっている——。そんなことはないでしょうか。

しかし、1日同じデスクワークをしていても、そのように疲れ果ててしまって家に帰るのもしんどいという人と、さほど疲れた様子も見せずに颯爽《さっそう》と家路につく人がいます。

その違いは、どこにあるのでしょうか。

「のどが渇く前」に、こまめに水を飲む

長時間デスクワークをしていても疲れないためには、**頻繁に水を飲み、頻繁にトイレに行くこと**です。

理想は、30分に1回。

最低でも1時間の間に1回はトイレに行くのがいいでしょう。

人間の体重の6割は、水分で構成されています。なかでも体液は、疲労物質や老廃物を体外に排泄《はいせつ》したり、体温を維持したり、体に必要な栄養素を運んだり、といった役割を担《にな》っています。

体液が減少すると、血流の悪化を招き、体の内部環境を一定に保ち続けようとする自律神経にとって大きな負担となります。

また、活性酸素の酸化（錆び）により生じた老廃物を体外に排出することもできないため、疲労の蓄積を招くのです。

水をひとくち飲むことは、その量の多少にかかわらず、血流を高め、内臓の働きをうながすことで自律神経への負担を軽減します。

少しずつでもいいので、水をこまめに補給することで副交感神経が優位になり、リラックス効果を得ることができるのです。

しかし、一度に大量の水をガブ飲みするのは、体液バランスを崩すのでおすすめできません。あくまで「こまめに少量の水をとる」ことが大切です。

つまり、「のどが渇いたから飲む」のではなく、「のどがとくに渇いていないうちか

ら、こまめに水分補給をする」のを習慣づけることで、疲れにくくなるのです。

デスクには、つねにミネラルウォーターを、暑い時期にはスポーツドリンクを常備しておきましょう。

とくに、昨今のオフィスでは、一年中季節を問わず空調がつけられています。そのため、必要以上に空気が乾燥しています。だからこそ、水分補給をおろそかにしてはいけません。


そして、**トイレに行くためにせめて1時間おきに一度「立ち上がる」**ということが、とても大切です。

長時間座り続けていると、腎臓に行く血流が10%も落ちることがあります。なぜこうなるのかというと、イスに座った姿勢では、鼠径部《そけいぶ》（お腹側の足の付け根部分）を折った状態になっているためです。

これは、体にとっては意外に大きな負荷となります。

血液は、つねに流動していることで、凝固《ぎょうこ》することを防いでいます。しかし、座りっぱなしでいると、下肢《かし》の細い静脈の血液の流れが悪くなります。すると、疲労物質の元となる老廃物が排出されない状態になってしまいます。

この状態が命を脅《おびや》かすレベルにまで深刻に進んだのが、飛行機内で起こる「エコノミークラス症候群」です。

下肢の血流があまりにも滞《とどこお》ると、血液が固まって塊になった「血栓《けっせん》」ができます。そして、その血栓が移動して肺の血管に詰まると、肺塞栓《そくせん》症を起こし、息苦しさや胸の痛みを感じ、倒れてしまうわけです。

これは、飛行機に乗っているときだけになるとは限りません。

長距離ドライバーやタクシー運転手のように、長時間座った姿勢を維持しなければならない職業の人が、このエコノミークラス症候群になって命を落としたという例もあります。


「同じ場所で、同じ姿勢のままほとんど動かずにいる」ということは、人間にとってとても危険な状態なのです。

これは、オフィスでデスクにかじりつくようにして、ひたすら座りっぱなしで働いている人も同じことです。

「立って歩く」だけで、疲労物質が流れ出す

こうした状態になることを防ぎ、体に疲労を溜めないためには、座っている姿勢を中断すること――つまり、一度立ち上がって歩くこと。

まず、血管の折れているところがまっすぐになり、そこで血流がよくなり、歩くことで腎臓に行く血流がよい状態に戻ります。**立ち上がって歩くだけで、血流の状態が正しい状態に戻るのです。**

また、歩く行為は脚の筋肉を収縮させるので、「ミルキングアクション」と呼ばれる作用――脚に溜まった血液やリンパ液などの体液を、筋肉のポンプ機能で心臓へ送り返してくれる作用も期待できます。

そして、腎臓は尿をつくっている臓器ですから、**腎臓に血流が流れれば、尿がつくられ、尿とともに疲労物質や老廃物が体外に出て行ってくれる**のです。

トイレに行くために立ち上がり脚を動かすので、そこで血流が改善します。すると腎臓の血流が一気によくなり、尿意も自然ともよおされるのです。

「気がついたら、何時間も座りっぱなしだった、トイレにも行っていなかった」ということはありませんか。それでは、疲れるのも当たり前。

「立って歩く」ことが、疲れを溜め込まないために、最もいいストレッチになります。

　これはデスクワークに限らず、車の運転やバス、電車のなかでも同じことです。車の運転を長時間するときも、定期的にサービスエリアで停《と》まったり、コンビニの駐車場に入ったりして、車を出て歩くようにするだけでいいのです。

　以前、こんな実験をしたことがあります。

　8時間の作業をさせて、

（A）2時間ごとに20分休憩をとる場合

（B）30分ごとに5分休憩をとる場合

とで、疲れの度合いがどう変わるのかを調べたのです。

　その結果、（A）と（B）の作業時間と休憩時間の合計は変わらないにもかかわらず、（B）の「30分ごとに5分休憩をとった」ほうが、パフォーマンスが落ちず、疲労も軽いということが明らかになりました。

「ぶっ通しで働いてたっぷり休む」ほうが、なんとなくデキるビジネスパーソンのように思えます。

ですが実際には、むしろ**ちょこちょこ短時間の休憩をとったほうが、疲れが軽くすむだけでなく、成果も上がる**ということが、証明されているのです。

POINT

「座り疲れ」を起こしていませんか

「ゆらぎ」のデスクまわり

昨今の現代的なビルやマンションには、外からの光が入ってこず、空気もエアコンで一定に保たれるだけで換気も少なく、外からの音もまったく入ってこないというところが増えています。

いつ太陽が沈んだのか、雨が降ったのかもわからない、そのようなところに一日中居続けている人は、ずっと同じ照度、同じ空気、同じ静かさのなかで過ごすことになります。

外部からの刺激がまったく入ってこない、不自然な環境です。

これらの「人工的な環境」は、利便性がよく快適なように思えますが、実は〝疲れの原因〟になっているのです。

窓を開けるだけで、「ゆらぎ」が生まれる

私たちが最も心を安定させ、疲労を感じることなくパフォーマンスを発揮できるのは、**「ゆらぎ」のある環境**です。

「ゆらぎ」とは、**一定の平均値から微妙に外《はず》れた、「不規則な規則性」**のことをいい

ます。この「ゆらぎ」は、自然環境の中に満ちています。

たとえば、森のなかを歩いているところをイメージしてみてください。頬《ほお》をなでるようにして吹き抜けていく「そよ風」や、木々の間からあふれてくる「木漏《こも》れ陽《び》」、聞こえてくる鳥の「さえずり」、川の「せせらぎ」には、私たちの心を和《なご》ませる不規則な「ゆらぎ」があります。

自然の環境には本来、そうした「ゆらぎ」があらゆる事象に存在します。

そんな**「ゆらぎ」のある環境でこそ、私たち人間は、真にリラックスすることができる**のです。

では、なぜ私たちは、ゆらぎのある環境でリラックスできるのでしょうか？

それは、ゆらぎのある環境が、動物にとって最も安全で安心できる環境だからです。

たとえば、サバンナで暮らす草食動物は、そよ風に乗って運ばれる匂いで、天敵に気づきます。ゆらぎのない環境は、天敵に襲われるリスクが高いのです。

そして、もうひとつ大きな理由があります。

それは、**自然環境と同じ複雑性を持った「ゆらぎ」を、人間を含む動物自身が持っているため**です。

脳波を計測しても、心拍でも、呼吸や血圧や体温を計測しても、その生体活動がつねに一定であるということはなく、すべてに「ゆらぎ」があります。

この人体の「ゆらぎ」と、自然環境の「ゆらぎ」は、ほぼ同じ複雑性を有しており、共通しています。

つまり、〝自分自身と同じゆらぎ〟を感じることに、快適性を見いだしていると考えられています。

こうした「**ゆらぎ」のある環境にいると、心身をリラックスモードにする副交感神経が優位になり、心地よさを感じるようになるので、同じ作業をしていても疲れにくくなる**のです。

ヒトは本来、自然とともに暮らすもの。

文明を築き、コンクリートに覆《おお》われた環境になったのは、数百万年続く人類史という枠で見れば、ごく最近のほんの一瞬の出来事です。

今いる場所に「ゆらぎ」を生み出す方法は、とても簡単。

窓を開けて、外の空気を入れてみるだけで、「ゆらぎ」が生じます。

窓を開けておくことで、外からの空気や光や音の「ゆらぎ」が入ってきます。

オフィスでも、ずっと窓を閉めっぱなしにして、空気にも音にも光にもいっさい変化のない環境にしていると、それだけで疲れやすくなってしまいます。

職場のデスクで緑を「嗅ぐ」

室内にもっと抜本《ばっぽん》的に「ゆらぎ」を加える方法として、天井にとりつけることのできるシーリングファンがあります。

天井にとりつけたファンは、円を描くように回り、室内の空気を循環させるので、その空気が部屋の四隅にぶつかると、不規則な気流を生じさせます。これが適度な「ゆらぎ」になるのです。

同様の方法で、職場のデスクの上でできるものとしては、**小さな卓上ファンを置いて、ランダムに首振りさせる**のもよいでしょう。

ほかにデスクに常備しておきたいものは、植物です。

緑の葉をつぶしたときに匂う「青葉アルコール」や「青葉アルデヒド」という香りの成分には、疲労回復効果があることが、科学的に実証されています。

これは、「緑林《りょくりん》の香り」と呼ばれる、植物だけが発する香りの成分で、緑茶の缶を開けたときや、芝生を刈ったときに漂ってくる匂いというと、イメージできるでしょう。

この「緑林の香り」の効能を明らかにしたのは、財団法人東京都神経科学総合研究所に所属されていた尾上《おのえ》浩隆《ひろたか》氏が行なった実験です。

緑林の香りを嗅《か》がせたサルと、嗅がせなかったサルに、ボタンを押し続けるという作業をさせました。

すると、香りを嗅がせなかったサルの作業能力は、時間が経つとともに低下していったのに対し、香りを嗅がせたサルの作業能力は、ほとんど低下しなかったのです。

人間にも同様の実験がなされ、緑林の香りが持つ効果が明らかになりました。

緑林の香りを嗅ぐと、香りの成分が鼻にある嗅《きゅう》細胞を刺激し、それが脳の神経細胞に入って、脳神経細胞の機能を高め、疲労を軽減させてくれると推測されています。

この香りの効果には即効性がありますから、**「疲れているな」と感じたら、すぐに嗅げる場所に緑を置いておく**といいでしょう。

最近では、大阪市立大学が民間企業と共同でこの「緑林の香り」を開発、商品化して話題となりました。

観葉植物でいえば、観るだけではなく、葉っぱが大きくてその葉をつまめるもの、香りを感じられるものが理想です。

香りを嗅ごうとして葉をつぶしてぐちゃぐちゃにしたときに、汁が出てきてしまうようなものだと手が汚れてしまいます。乾燥しているけれど、香りだけ放ってくれるという葉っぱでおすすめなのは、**ミント**です。

私は昔からミントをデスクに置いています。

卓上でカップに入れて育てると、ちょうどいい頃合いに摘《つ》んで口にすることもできます。それだけで気分転換にもなります。

最近は、勤めている大学のデスクにもミントを置いて、1週間に2回くらいのちょうどいいタイミングで〝収穫〟しています。ミントは太陽光を直接浴びなくてもよく育ちますし、手軽でおすすめです。

また、広く知られているように、緑には眼を休ませる効果もありますから、眼を酷使して疲れたなと感じたときに眺めるのもいいでしょう。

POINT

風や緑でその場に「ゆらぎ」をつくりましょう

「眼の疲れ」は神経の疲れ

スマートフォンやタブレットが普及したために、最近は眼精疲労を訴える人が急増しています。仕事中は1日中パソコンと向き合い、家のなかでも、移動中でも、多くの方がスマートフォンをチェックしています。

このような生活では、眼が疲れ、頭痛を覚えるのは当然だといわざるをえません。

眼のレンズを調整するのは毛様体筋《もうようたいきん》という筋肉ですが、この筋肉が縮《ちぢ》むとレンズが厚くなって近くにピントが合い、緩《ゆる》むとレンズが薄くなって遠くにピントが合うようになっています。そして動物は、遠くにピントを合わせなければ、獲物を捕まえることも、逆に外敵から逃げることもできません。

そのため**体の本来のメカニズムとしては、人間も、仕事中などで緊張しているときには、遠くを見るようにつくられています。**このとき、交感神経が眼のレンズを薄くして、遠くを見るようにしています。

逆に、赤ちゃんがお母さんのおっぱいを飲んでいるとき、お母さんと赤ちゃんとは、50センチくらいの非常に近い距離にいます。おっぱいをあげるときに、獲物を捕まえるときと同じように緊張している人はいませんね。むしろ脳はリラックスしています。

脳がリラックスするのは、近くを見ていて安心できるときです。このとき、目に対しては副交感神経優位になっており、眼のレンズは分厚くなっています。

ところが、**最近の数十年で、人間は仕事をするとき、つまり緊張するときに近くを見なければいけなくなりました。**

パソコンでの作業、スマートフォンの画面を見ることは、とくにこれにあたります。これは本来のメカニズムからすると異常なことです。脳は交感神経優位になっているにもかかわらず、眼に対しては、副交感神経の刺激を出さなければいけないのです。

この矛盾《むじゅん》が、眼精疲労を引き起こしているのです。

眼精疲労は「眼」が問題ではなかった

現在では、眼精疲労の度合いを実際に測ることができる医療機器もあります。

たとえば、33センチという近い距離に焦点を合わせて、そこをずっと見るようにすると、脳は眼の毛様体筋に対して副交感神経の刺激を送らなくてはなりません。しかし、一方で、近い距離でデスクワークの仕事をしていると、緊張感によって交感神経が優位になってきます。

この矛盾が続くと、やがて毛様体筋に痙攣《けいれん》のような震《ふる》えが起きます。この震えが、眼精疲労の正体です。この眼の震えが、測定機器で「副交感神経の異常スパイク」としてその数をカウントすることができ、その値は、眼精疲労の疲労感と相関することがわかっています。

つまり**眼精疲労とは、これまでは眼自体の問題だと思われていたのですが、実際にはそうではなく、自律神経自体の矛盾から起きていたのです。**

パソコンを使ったデスクワークやタブレットを長時間使用する際には、少なくとも1時間に1回は席を立って休憩し、遠くを見たり眼を休めたりすることを心がけましょう。もちろん、オフィスから窓の外や遠くを見てもいいのですが、**目を凝《こ》らして「見る」のではなく、自然に遠くを「眺める」**のがいいのです。

イメージとしては、散歩しながら外の景色をぼーっと眺めるような感じで、遠くに目をやるのです。

パソコンと向き合っているうちに疲れが起こる原因は、眼精疲労のほかにも、デスクワークをするなかでの頭を使う疲れと、心因的ストレスも考えられます。

これらの疲労軽減のためにも、頭痛が起こるほど長時間パソコンに向かい続けるのではなく、適度に立ち上がったり、外に出て気分転換をするように意識しましょう。

「ドライアイ」にだけは眼薬を使っていい

眼薬をつねにバッグに入れて持ち歩いていて、疲れたなというときに使っている人をよく見かけます。はっきりいえば、疲れ眼に対し眼薬は効果がありません。

ここまで述べてきたように、眼精疲労の原因は、自律神経にあるのですから、眼球に眼薬を差したところで、根本的な解決にはならないのです。

市販されている多くの眼薬では、「ビタミンB12が眼精疲労に効く」と謳われていますが、ビタミンB12が眼精疲労に効くという明確なエビデンスはありません。

ただ、「すべての眼薬がまったく効果がない」といってしまうと語弊《ごへい》があるのが、ドライアイのときです。

自律神経が疲れると、目が乾燥しやすくなります。そのために目がショボショボした感じになるということは、たしかにあるでしょう。これは、涙腺《るいせん》をコントロールしているのも自律神経だからです。

そうしたときに一番いいのは、**涙に近い成分でできている眼薬です。コンタクトレンズで違和感があったときに使うような、刺激性の少ないタイプのもの**を差すといいでしょう。眼がショボショボしたとき、目が乾燥してなんとなくまばたきが自然に増えているようなときは、そうした眼薬で目の乾燥を和《やわ》らげることができます。

逆に、先ほど述べたような**「ビタミンB_{12}が入っているから眼精疲労に効く」「スーッとするクールタイプ」などの刺激性の強いものは避ける**ようにしてください。

最近、蒸気で眼を温めるようなアイマスクも市販されています。

眼を温める行為は、眼のまわりの血行をよくするともいわれています。こちらも医学的に実証できる効果があるわけではありませんが、温めたり冷やしたりすることで、「気持ちがいい」「リラックスできる」という主観的な感覚が得られること自体は、交感神経優位な状態から、副交感神経優位のリラックス方向へシフトするので、悪くありません。

POINT 眼薬を差すなら「涙タイプ」に

痛みが肩や腰に来たら、姿勢とイスの見直し

肩や腰の痛みを慢性的に抱えているのは、つらいことです。

こうした痛みも、自律神経の疲れが原因のひとつです。自律神経が消耗すると、全身の血流が悪化することによって、体にはさまざまなつらい症状が出てきます。

それが頭痛であったり、足がむくんできたりするなかで、多くの方が訴えるのが肩こりや腰痛です。

そして、腰の痛みと肩の痛みの起こる原因には、血流の悪化に加えてもうひとつ、腰や肩に負担のかかる姿勢を長時間続けることがあります。

姿勢によって腰・肩に負担をかけないためには、「イス選び」が重要になります。

長時間座っているなら、やわらかいイスよりも、硬いイスのほうがおすすめです。

座っているときの背筋はどうなっている？

ソファやリクライニングシートのようなイスは、座るときに、やわらかいシートに深く沈み込むような感じになるので、背筋がアルファベットの「C」の形になってしまいます。

しかし、**腰に負担のかからない姿勢は、背筋が縦長のS形になっている状態**です。

背筋がC形になると、バランスをとるために、首が前に出てしまいます。これはそのまま首への負担となり、筋肉を痛めて、血流を悪くさせます。

ですから、長時間、同じ姿勢で過ごすときは、イスやソファは深く沈み込みすぎない、硬いもののほうがいいのです。

比較的まだいいのが、パソコン用のイスとして売られている、**少し前傾《ぜんけい》姿勢になるイス**です。少し前のめりになるようなイスなら、腰の角度がC形になりづらいので、負担が軽くなります。

バランスボールも、数時間以内であれば腰と首への負担は軽くなるといわれています。

姿勢は、背中をまるめた猫背になると、背筋がC形になってしまうので要注意です。

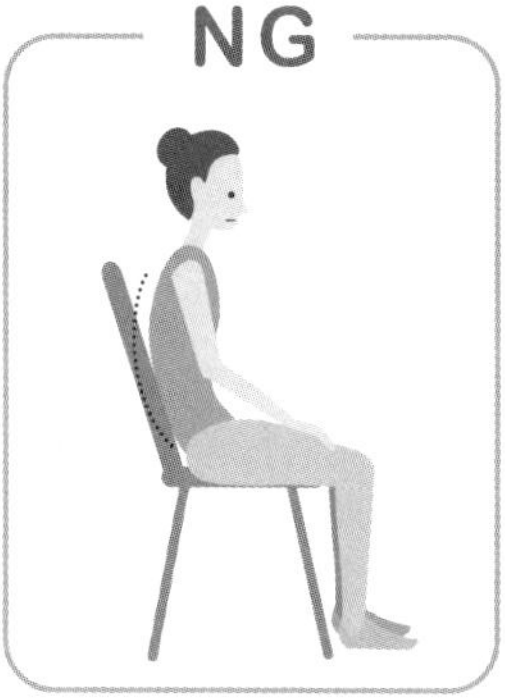

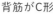

背筋がC形

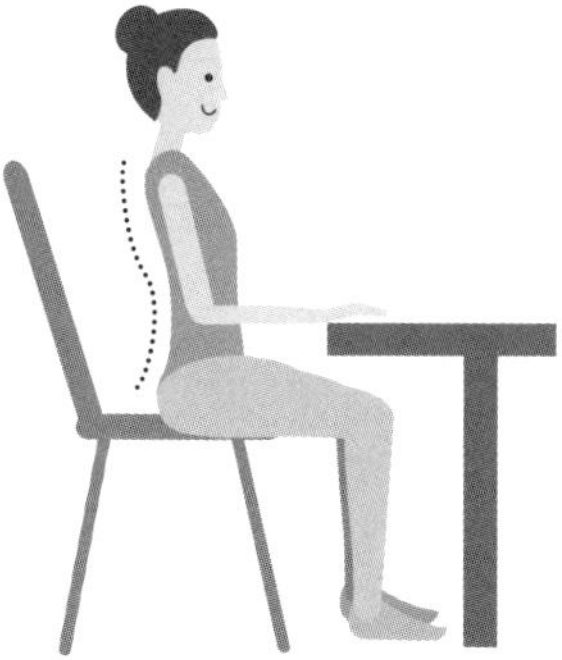

背筋がS形

浅く腰かけて、やや前傾を意識して、あごをひき、背筋がS形になるように。

どんなイスであっても、長時間じっと座ると結局疲れてしまうので、1時間ごとに立ち上がって歩くようにしましょう。

座るときには、**足が長時間直角に曲がったままにするのではなく、伸ばしたり曲げたりすることで、血流をある程度よくすることが大事です。**

湿布には意味がない

肩こりに湿布をする人が数多くいらっしゃいます。

湿布には温湿布、冷湿布、鎮痛・解熱効

果のある「インドメタシン」などが入っている湿布があります。ですが、これらの湿布は、基本的にはあまり貼る意味がないものです。

とくに、冷湿布はまったく効果がありません。冷湿布はもともと日本でしか売られていないものです。海外では、冷湿布にあたる単語自体がありません。**冷湿布を貼ったときのヒヤッとする効果はメンソールによるものなのですが、貼った直後に感じる体感だけの効果にすぎず、患部への真の冷却効果は期待できません。**

メンソールで皮膚の上っ面を一時的にヒヤッとさせているだけで、湿布を貼るとかえって熱がこもってしまうので、実は患部の熱は上がっているのです。

本当に患部を冷やしたいなら、氷でアイシングをして、皮膚表面だけでなく深部まで冷やすようにしなければいけません。実際、アメリカの大リーガーの投手たちは投球後にアイシングをしても、冷湿布など貼っていません。

鎮痛・解熱効果のある成分「インドメタシン」など消炎鎮痛成分が含まれている湿布は、効果があるにはあります。

ですが、インドメタシンが痛みに対しどのように作用しているかというと、最終的に経皮《けいひ》吸収されて、そのまま血流に乗って脳に届くことで、効果が発揮されているのです。

ですから、腰が痛いときに肩に湿布を貼っても、得られる効果は同じということです。それならば、経口薬から摂取したほうが合理的なのです。

POINT

背筋が「S形」になっていますか？

意識して「ひとりの時間、空間」をつくる

日常的に、多くの人とコミュニケーションをとる必要のある人は、疲れやすい傾向にあります。そういう人が心がけるといいのは、「自分だけの時間」を大事にするということです。

とくに都会に住んでいる人は、「生き物」として見たときには、異常な環境に身を置いています。

朝と夜のすさまじい満員電車は本当に異常で、同じような環境にラットを置いたなら24時間経たないうちに胃潰瘍《いかいよう》を起こしてしまうほどです。

ラットは、ケージのなかにオスばかりを3匹入れると、24時間以内に胃潰瘍を起こします。

これを人間に置き換えると、電車の一車両に10人〜15人くらいが乗っているという程度です。

ところが、実際の満員電車では、ひとつの車両に何百人という人数が乗っているのです。これは明らかに異常な環境なのです。

会社でも、ワンフロアに100人以上いるオフィスを見かけます。

これも明らかにストレスが溜まる環境ですから、いつ胃潰瘍になってもおかしくありません。

「ほっ」とする感覚を大切に

完全に信頼関係を築けている人たちだけがいるのなら、耐えることもできます。でも、そうではない人たちがたくさんいる状況下では、自分の居場所が確保できません。いうならば、「アウェイ」の場に身を置き続けているような状態です。

勤務時間中は会社のなかでずっと過ごしているという人は、これはストレスでいえば、極限状態のレベルです。

その状況のなかで仕事をすること自体がすでにストレスですし、そんなアウェイの場に居続ければ、ストレスは蓄積される一方です。

そういったなかに1日8時間以上身を置いているのであれば、せめて休憩時間1時間は、ひとりでいるようにしてください。

昼休みだけでもひとりになってくつろげる場所に身を置いたり、自分のことを知らない人たちのなかで過ごすことをおすすめします。

ひとりでランチを食べていると仲間はずれのように感じることもあるかと思いますが、ひとりになること自体が大切なのです。

そうすることで、疲れた自律神経を一度リセットするのです。

外で働いて家に帰ったら「ほっ」とするはずです。あの「ほっ」とした感覚というのを、昼休みでも持ったほうがいいのです。

人に囲まれた環境で働いている人は、とくに心がけてほしいことです。

自分の「ホーム」を一カ所持つ

アウェイの環境にいる自分を回復させるには、一度「ホーム」に帰ってリセットすること。そのために、**自分が完全に「素《す》の自分」に戻れるホームを一カ所持つ**ということが大切です。

自宅が無理なら、自宅以外の場所でも構いません。

自分の車のなかや、ガレージのなかでもOKです。どこか一カ所、誰からの視線も気にすることなく心底くつろげる場所をつくってみてください。

そして、**1秒でもいいから、この「ホーム」に帰る**ことです。

最近のカラオケボックスには、歌うことが目的ではなくても、昼間にひとりでくるお客さんが多いようです。カラオケボックスの場合、完全に個室になっているので、プライベートな空間になりますね。利用料金が安価になってきたため、眠ったり休んだりするために足を運ぶ人が増えているのです。

同じ理由で、昼休みにはインターネットカフェの個室でくつろぐサラリーマンも多いようです。これも、「アウェイ」を避ける有効な手段と思います。

私自身は、取締役をしている大阪市立大学発のベンチャー企業のオフィスが都内の神田に、クリニックが新橋にあります。そして住んでいるのは、その中間にあたる場所です。なぜそこにしたかというと、「少しつらい」というときに、たとえ5分でも家に帰れる状況にしたかったからです。

もし、仕事を終えて、まっすぐ自宅に帰って家族と話をするのもしんどいという思いがどこかにあるのならば、**5分でも10分でもひとりきりになれる時間をつくり**、それから帰宅すればいい。

どこかのバーやカフェで、ひとりで過ごす時間を持つのもいいかもしれません。

余談ですが、歳をとってから親子で同居するというのは、できればやめたほうがいいでしょう。成人した子どもが親と一緒に暮らすということ自体が、ストレスになります。

私は「必ず別居をして、核家族で住むべきですよ」というアドバイスをしています。とくに、二世帯同居はおすすめしません。お嫁さんなりお婿《むこ》さんなりにとって、たとえ義父母とのそれまでの関係が悪くなかったとしても、義父母と暮らす空間自体がアウェイになってしまいます。

POINT **あなたの「ホーム」はどこですか**

「昼休み」はもっと活かせる

お昼休みにランチを食べ終わったあと、何をして過ごしていますか？

私は、20〜30分ほどの昼寝をとることをおすすめしています。ここまで述べてきたように、自律神経が消耗することが疲労の原因ですから、短い昼寝をすることで、昼までの仕事での自律神経の疲れをリセットしておくことになるのです。

ただ、30分以上眠ってしまうと、深い睡眠の「ノンレム睡眠」に入ってしまい、起きづらくなります。やはり**昼寝は30分までがベスト。眠る前にコーヒーを飲んでおくと、覚醒作用がちょうどよいタイミングで働き、スッキリと起きられます。**

こうした短時間の昼寝は**「パワーナップ」**と呼ばれ、そのあとの作業効率が上がるといわれています。午後の仕事を充実させる〝攻めの睡眠〟といえるでしょう。

ただし、午後3時以降に昼寝をすると、肝心の夜の本格的な睡眠がスムーズにとれなくなるので、控えてください。

昼寝をしなくても、休憩時間中は、何もせずのんびり過ごしてください。画面が明るいスマホをいじっていると、交感神経優位の状態になるので、ますます疲れます。

POINT ほんの少しの「昼寝」が、午後の効率を変えます

4章

心も体もリフレッシュする「休み方」

——熟睡ベッド、抱き枕、週末早寝、何もしない日

「トータルの睡眠時間」より
「寝ついてすぐの3時間」

「しっかり疲れをとるためには、睡眠時間は最低でも何時間必要でしょうか?」と、よく聞かれます。

しかし、この質問に対して、すべての人に当てはまる明確な答えはありません。なぜなら、「睡眠時間が長ければ長いほど疲れがとれる」わけではないからです。

1982〜88年にかけて、アメリカで約100万人を対象に6年間をかけて行なわれた調査で、「普段6時間睡眠の人のほうが、10時間睡眠の人よりも、死亡リスクが低い」という結果が出ています。

だからといって、「6時間睡眠のほうが健康にいいんだ。6時間しか寝なくても大丈夫なんだ」というわけではありません。

普段10時間眠らなければ疲れがとれない人が、いきなり6時間睡眠にすれば、満足に回復できずに、どんどん疲労が溜まっていきます。それだけ普段長く眠らなければいけない人というのは、「睡眠の質」がよくないからです。

「睡眠の質=疲労回復力」です。

ですから、**大事なのは「何時間眠れたか」ではなく「質のいい睡眠をとれたか」**なのです。

睡眠に「ゴールデンタイム」はあるか

私たちが眠っている間には、浅い眠りの「レム睡眠」と、深い眠りの「ノンレム睡眠」が交互に繰り返されているということは、すでによく知られていますね。

そして、この**深い眠りのノンレム睡眠には、眠りの深さに応じたⅠ・Ⅱ・Ⅲ・Ⅳの、四つのステージがある**のです。

疲労の回復を進めるのは、より深い眠りになっているステージⅢとステージⅣの段階です。

このステージに入ると、**新陳代謝をうながす「成長ホルモン」**が大量に分泌されます。

「成長ホルモン」とだけ聞くと、大人の体にも働くのかしらと不思議に思われそうですが――この成長ホルモンこそが、疲労回復や筋肉の修復といった大切な役割を担っているのです。

ですから、**質のいい睡眠をとるためには、眠りはじめて最初の2時間以内に、ステ**

ージⅣのノンレム睡眠へと、スムーズに到達することが必要になります。

ちなみに、よく「午後10時～午前2時の時間が、睡眠のゴールデンタイム」といわれますが、これにはまったくなんの根拠もありません。

肝心なのは、成長ホルモンが分泌され、それが作用する寝はじめの3時間。

午後10時でも、午前3時でも、何時から寝はじめたとしても、この寝はじめの3時間こそが、睡眠のゴールデンタイムなのです。つまり、すべての人の睡眠に「ゴールデンタイム」は存在してくれています。

このゴールデンタイムを良質な時間にするために気をつけたいことを、次にあげていきましょう。

まず、照明やテレビをつけっぱなしにして眠るのは、よくないことです。

眠る前に明るすぎる光を浴びていると、安眠を妨《さまた》げられてしまいます。脳が「昼間だ」と勘違いしてしまうのです。

暗くて静かな場所で眠りにつけば、体を興奮状態にさせる交感神経の働きを抑えら

れるので、ノンレム睡眠のステージⅣの段階にスムーズに到達することができます。

暗くて静かな環境のためには、照明に気をつかうことも大事です。

眠る数時間前には、照明の明るさを落としたり、間接照明などに切り替えたりすることで、睡眠をうながすホルモンであるメラトニンが分泌されやすくなります。

寝室や眠る前にいる部屋には、オレンジ色の暖色系の照明がおすすめです。

オレンジ色は夕焼けの色に近いので、その照明のなかにいると、「もう日が落ちるんだ」と感じ、副交感神経が優位になり、眠くなりやすいということが、私たちの実験で明らかになっています。

「明るいうちに活動し、日が落ちたら眠りにつく」というヒトの習性は、現代になっても変わらないのです。

蛍光灯のような白色照明は、日中のような明るさと光の色調をそのまま維持することになってしまいますから、夕方以降はできるだけ避けるほうがいいでしょう。

もうひとつ、明るさに近づかないという点では、眠りにつく3時間前くらいは、照明の明るいコンビニエンスストアにも行かないほうがいいでしょう。

震災直後にコンビニの明るさを落としたら、商品の売上が30％くらい落ちたというデータがあります。明るさがあるからこそ、人間は快活にものを買うのです。暗ければ余計なものを買わないということです。

実際に夜のコンビニで働く店員さんは、不眠症の方が多いといいます。コンビニの照明は明るすぎます。安眠の妨げになりますから、就寝前のコンビニ行きは控えましょう。

また、寒い日や暑い日にも、つねに部屋を一番快適な温度にしておくことも大切です。冬なら湯たんぽを使ったり、ベッドに入る前に布団乾燥機で温めておくのもいいですね。

眠りにつくまでのスマホ、夜食、寝酒はＮＧ

安眠の大敵である「明るすぎ」の害としてもうひとつ考えておきたいのが、眠る前のスマートフォンです。

おわかりのように、スマホの画面は、寝室の暗い環境のなかでは明るすぎて安眠を遠ざけますから、**ベッドサイドにはスマホを置かない**こと。

また、布団に入ってまでスマホをいじる人がいますが、スマホに限らず、布団のなかで何か作業をする習慣は、よくありません。

「布団に入ったら眠る」「ベッドは眠るためのところ」なのだという習慣をつけます。そうすると、だんだんその習慣に慣れて、布団に入ると眠くなるようになっていきます。


疲れているときこそ、食事やお酒も、眠りにつく3時間前くらいに終えておくのが理想的です。

なぜなら、夜遅い時間に食べると、胃の負担が大きくなります。

胃に負担がかかるということは、消化にエネルギーを費《つい》やすために自律神経が疲れやすくなるので、熟睡を失うひとつの要素になりかねません。

寝酒はそれによって眠れるという面もありますが、深い睡眠にはなりません。自律神経を麻痺させて眠くさせているだけなので、質のいい睡眠にはならずに、夜中に目が覚めてしまうのです。

本当はお酒は昼に飲むのが理想的です。ただ、昼間からアルコールというわけにはいかないので、夜遅くならないうちに晩酌として食事を摂りながらにしましょう。

また、就寝前のたばこは控えましょう。たばこには、ニコチンとタールが含まれています。

ニコチンは脳に作用する物質で、神経伝達物質のひとつでもあるのですが、一時的に覚醒度を上げる作用があります。ですから、たばこを寝る前に吸ってしまうと眠りにくくなるというデータがあります。

一方でたばこには、喫煙者においてはリラクゼーション効果も少しあります。

しかし、やはりたばこは覚醒を上げる効果のほうが高いのが事実であり、喫煙者であっても、とくに夜眠る直前のたばこは控えるべきでしょう。

POINT **夜はなるべく「明るすぎる光」を浴びないこと**

「横向きで寝る」と
疲れはよくとれる

眠る姿勢によって、熟睡度や翌朝の元気度が変わることをご存じでしょうか。

たとえば、「あんなにいびきをかくくらい、よく寝ている」というのは間違いです。

実は、**いびきこそが慢性疲労の大きな要因のひとつ**になっているのです。いびきをかいているということは、睡眠中でさえも、疲労回復ができていないという証拠です。

これが朝、スッキリ起きられない原因にもなっています。

50代、60代の男性の場合、2人に1人はいびきをかいているというデータがあります。

「いびき」で脳は酸素不足に

いびきをかくということは、脳に酸素が足りなくなっているということです。

とくに、仰向けで寝る人ほど、いびきをかきやすくなるのです。

これはなぜかというと——仰向けで寝ていると、舌の根元やのどの筋肉が、重力によって下に垂《た》れ下がりやすくなります。すると当然、空気の出入り口である気道が狭くなります。

いびきとは、狭くなった気道を空気が通るときに起こる摩擦音《まさつおん》です。

そして、気道が狭くなることで、酸素が届かず、脳が低酸素状態となります。すると、**脳に酸素を送り込むために、自律神経が働いて、心拍数や血圧を上昇させる**ことになります。そのために、自律神経はフル回転させられることになります。

その結果、本来、1日のなかでも最も疲労回復ができるはずの睡眠中にもかかわらず、自律神経は激しい運動をしているのと同じ労力をかけられている状態になっているのです。

さらに、いびきをかいている状態では、気道が狭くなっているため、横隔膜《おうかくまく》筋にも、より多大な負荷がかかってしまっています。

こんな状態を想像してみてください。

人は6時間眠ると、その間に4000回呼吸します。その4000回、肺を膨《ふく》らませているわけで、いってみれば風船を4000個つくっているようなものです。風船の口が太ければ空気を入れやすいのですが、いびきをかいている状態では、風船の口がストローのように細くなっている状態です。

そうすると、風船を膨らませる――肺を膨らませて呼吸をするのが、とても大変なことがわかりますね。そんな大変な呼吸を眠っている間中ずっとしているのだと思うと、ぞっとしませんか。

いびきのせいで、眠っても眠っても疲れがとれず、日中も本来の能力を100％発揮できなくなっている人は、非常に増えています。

自分がいびきをかいていることには、なかなか気づきにくいもの。家族に聞いたり、録音をしてみたりして、一度確かめてみてください。

放っておくと、内分泌系《ないぶんぴつ》や免疫系を弱らせ、糖尿病や高血圧のリスクを高めてしまうことにつながります。

女性は更年期《こうねんき》を境《さかい》に、いびきが増える傾向があります。

男性は年齢を重ねるごとにだんだんいびきが出てくるのですが、女性の場合は更年期を迎えた頃に、更年期症状と一緒にいびきが出現することが多いのです。

女性の場合は、いびき自体の音は小さいのですが、それは肺活量が少ないために吸う酸素の量も少ないからです。音が小さいからといって安心できるものではありません。

さらに、女性は貧血と低血圧を抱えている人が多いのですが、**貧血と低血圧の人の場合、脳へ酸素を送る行為にもそうでない人と比べて余計に負荷がかかります。そのため、より自律神経が働く必要があり、いびきをかくといっそう疲れてしまいます。**

「右側を下」「抱き枕」で朝に疲れが残らない

いびきをかきにくくして、睡眠時間を確実に「疲労回復の時間」にするためには、仰向けではなく、横向きで眠りましょう。

横向きの姿勢をとることで、舌の根元やのどの筋肉が下がらなくなるので、気道が狭くなりにくくなります。空気の通りがよくなるので、呼吸がラクになり、いびきをかきづらくなります。

これまで私のクリニックでは、仰向けで眠ったときと横向きで眠ったときに、どのような差が出るかという実験を何度も行なっていますが、いずれの実験でも、横向きに寝た場合のいびきは仰向けで寝た場合の半分ほどになり、低酸素状態も半分になるという結果が出ています。

横向きで眠るには、枕も横向きに合ったものを使いましょう。頭が沈みこまない高反発の枕にするのがおすすめです。

私たち大阪市立大学大学院医学研究科疲労医学講座では、ラテックス素材の高反発枕と抱き枕を開発し、東京疲労・睡眠クリニックの患者様向けに提供しています（詳細は東京疲労・睡眠クリニックＨＰ）。

いびきがあるのに仰向きに寝るクセのある方は、横を向いたときに肩幅の嵩《かさ》があり、首をしっかり支える高反発の枕が理想です。また同時に抱き枕を併用すると、８割以上の患者のいびきを軽減させることができました。

理想をいうと、**食事をして間《ま》がないうちなら、体の右側を下にして寝る**のがいいでしょう。昼ごはんのあとにちょっと昼寝をするのであれば、右側を下にして寝るのがいいですね。

女性はとくに胃下垂《いかすい》の人が多いもの。食事をしたあとに、へそよりも下の下腹部が膨らむ人は胃下垂です。そういう人は太りにくい体質なのですが、胃下垂になってしまうと胃の出口（幽門部《ゆうもんぶ》）より下に胃の下部分が垂れ下がることで、お腹のなかにかなり多くの食べ物が溜まった状態になってしまいます。

それを改善させるには、**右側を下にして横になる**ことです。胃の出口は体の右下のほうにあるので、右側を下にすれば、胃下垂の人でも食べたものが流れやすくなります。

逆に左側を下にして横になってしまうと、胃の出口が反対側にくるため、いつまでも胃のなかにものがある状態になってしまいます。胃のなかにものが入っていると、睡眠がかなり阻害《そがい》されるということもわかっています。

お腹がいっぱいになると眠気は湧いてくるのですが、その状態で寝ても質のいい睡眠は得られません。質のいい睡眠をとるためには、食後すぐに寝ないこと。そのためにも前述したように、眠る3時間前に食事をすませることが大事になってくるのです。

ベッドの大きさも重要です。

狭いシングルベッドではなかなか寝返りを打てないので、無意識のうちに落ちないようにしようとして、目が覚めてしまうということがあります。寝返りがしやすい広さのベッドを確保した上で、パジャマやTシャツなど、体の自由を奪わないラクな格好で眠ります。浴衣は着崩れてしまうので、あまりおすすめできません。

動きやすい寝間着にしていると、寝返りを打ちやすくなります。いびきをかかない人は仰向けでもいいのですが、仰向けで寝ている人も一晩で最低2～3回は寝返りを打っているのですから。

なお、いびきは、中高年以降においては慢性疲労の大きな原因となっています。いびきをかいている方で、朝に疲れが残る方は、睡眠の専門クリニックで睡眠時無呼吸症候群の検査を受けることをおすすめします。最新検査では、睡眠の質も同時に判定できるので有用です。

POINT 寝方にもベッドにもひと工夫

寝つけないときは、立ち上がって動くのがいい

夜、布団に入ってもなかなか眠れないということはありませんか？

布団に入って20分くらい経っても眠れずイライラしてきたり、物事を考えはじめたり……。目を閉じても、いつまでも寝つけない。こうした時間は、大変つらいものです。

「眠ろう」とがんばらない

そんなときは、いったん布団の外に出ましょう。

一度立ち上がって、トイレに行ったり、水を飲んだり、リビングのソファに座ったり、音楽を聞いたりして気分転換をします。

このときスマホを見たり、うるさいテレビを見たり、たばこを吸ったりといった頭がさえるようなことをしてしまうと逆効果。あくまでリラックスできることをします。

明るい光を浴びるとよくありませんから、暗めの照明のなかでできることをします。

そうすることで、**イライラしたり、悩んだりする交感神経優位な状態になりかけているところを、副交感神経優位に変えてあげる**ことができるのです。

「眠れない、眠れない」とあせって布団のなかにいるのは、かえって緊張状態になってしまい、交感神経を高ぶらせてしまいます。

一度布団を出て、気持ちをリセットさせましょう。

もし、30分以上布団のなかで寝つけないということが繰り返されている場合は、不眠症の可能性が高いと考えていいでしょう。その場合には日常の習慣自体を見直すか、もしくは、クリニックへ行って相談したほうがいいかもしれません。

うつの人は、ほとんどの場合、不眠からはじまるといわれています。

うつの人に抗うつ薬を出す前に、精神安定剤を処方すると効く人もいます。精神安定剤というのは交感神経の働きを抑える作用をするものです。副交感神経の働きを促進する作用ではなく、交感神経による緊張を抑える作用です。

そういうものが有効な場合もあるので、不眠がひどい場合は、精神安定剤を服用することもできます。まずはクリニックを受診することをおすすめします。

夜中にトイレに何度も行くという場合は、単純にトイレが近いのだと考えられがちですが、実は眠りが浅いことが原因になっているケースがあります。

眠りが浅いために、ちょっとした尿意をもよおしやすくなっているのです。

また、極端にいびきのひどい人には「ＣＰＡＰ（シーパップ、持続陽圧呼吸療法）」という医療機器で、圧力をかけた空気を鼻から気道に送り込み、気道を広げて睡眠中の無呼吸を防止する治療法を導入しています。

ＣＰＡＰを使うようになってから、それまで一晩にトイレに5～7回行っていた人が、1回に減ったというケースもあります。

睡眠について少し不安があるなら、気軽に検査を受けてみてもいいでしょう。いびきや無呼吸の検査は、最近では、自宅に簡易型ＰＳＧ検査という装置を持ち帰り、自分で装着して受けることができるようになっています（自己負担額3割の方で３００0円程度）。不安のある方は、受診して検査を受けることをすすめます。

POINT
神経の「緊張状態」をリセット

「熟睡感」は朝の目覚め方で変わる

音の大きな目覚まし時計を使っているという人は多いのですが、本来なら「自然に目覚める」のが一番いい起き方です。

自然に目覚めるとは、何かや誰かに起こされるのではなく、「気がついたら目が覚めていた」と感じるような起き方をすることです。そのように目覚められると、熟睡感も得られるということがわかっています。

熟睡感とは、深い眠りを感じられている状態のことです。

この熟睡感は、眠っている間ではなく、実は〝朝の目覚め方〟にかなり左右されます。

起きる前の10~15分間から、心地よく自然に目覚められている感覚があるなら、「非常によく寝たな」と感じられます。

ところが、**爆音などに驚かされて起きると、一気に交感神経が緊張して心拍数や血圧が急上昇してしまいます。つまり、突然の緊張状態におちいってしまうので、それだけで朝一番から非常に疲れてしまうのです。**

そもそも、大きな音に驚いて起きるというのは、自然界では危険がすぐ近くに迫っているという非常時を意味します。これは人間も同様で、急に体内リズムを変化させられることになり、大変なストレスとなります。

ですから、目覚まし時計なり、音楽のタイマーなりの爆音で起きるのは、絶対にやめるべきなのです。

「音」で目覚めるのでなく「光」で起きる

理想は、朝のやわらかい光で徐々に目覚めること。

本来、電気の照明が普及する前の時代の人々は、日が落ちて暗くなれば眠り、朝になって明るくなれば起きる、という生活をしていました。

「光で目覚める」というのが、私たちの体にとって最も自然なことなのです。

そのためにはできるだけ、**横になったときの足側が寝室の窓ぎわにくるようにベッドを置いておきます。**

眼に直接、光が急に差し込むのはやはり好ましくありません。自然界の朝焼けのように徐々に明るくしていくのが理想です。**ゆえに、カーテンを開けておいて、朝の光が足下からベッドに差し込むようにしておきます。**するとと自然に目が覚めます。気持ちよく、寝起きの不快感や頭痛がすることもなく、朝を迎えられます。

太陽の光には、体内時計のリズム（サーカディアンリズム）をリセットしてくれる働きがあります。人はこのリズムによって、眠くなる時間、活動できる時間などが決まっています。

朝に太陽の光を浴びると、体が「朝なんだ！」と認識することで、その14～16時間後に、睡眠をうながすホルモンであるメラトニンがスムーズに分泌されるようになります。

「太陽の光と、部屋の照明の光と、どこが違うの？」と思われるかもしれませんが、実は太陽の光のほうが、照明の光の数倍～数十倍も強いのです。この強い光が、体内時計をリセットし、夜もぐっすり眠れるように導いてくれているのです。

ですから朝、太陽の光を浴びるということは、とても大切なのです。

また、まだあまり知られていませんが、**「光で起きる目覚まし時計」**も市販されています。これは、設定した時刻の30分ほど前から、徐々に光が明るくなって、設定時刻には朝日のような光を浴びられることで目覚められる、という画期的なもので、大変おすすめです。

ただし、フラッシュライトや眩《まぶ》しいライトは危険です。自然界では急に眩しい太陽で日の出を迎えることはありません。じわじわと薄明かりから明るくなるのが理想です。

それだけで起きるのは難しそう、光だけで音がしないのは不安だという人は、**目覚まし時計の音が、小さい音から少しずつ大きくなるタイプのもの**を使ってみましょう。

それだけでも、いきなり大きな音で衝撃を受けるということがなくなるので、ずいぶんと体への負担が少なくなります。

朝、起き上がる前の「布団でゴソゴソストレッチ」

目が覚めてもスッキリせず、まだ疲れが残っているということはありませんか?

たとえば、睡眠を3時間しかとれなかったとき、朝起きてまだ疲れが残っているなと感じたときに、ぜひ習慣にしてほしいことがあります。

そうした睡眠不足の朝には、自律神経が疲れている状態で起きるわけですから、そのままポンと飛び起きてしまうと、自律神経が追いつかず、心臓発作すら引き起こしてしまう可能性があります。

ですから、**すぐには起き上がらずに、布団のなかでゴソゴソしておくといいのです。**

つまり、ストレッチをするのです。

体じゅうを布団のなかで動かします。動かすことで、血流がよくなり、自律神経を目覚めさせてあげられるのです。自分で体をもんだりひねったり、伸びをしたりするのもいいですね。

自律神経を目覚めさせる前に無理に立ち上がったりしてしまうと、血圧が急激に上昇したりして心筋梗塞や脳卒中などが起きるリスクにもつながります。

朝一番には、まずは布団のなかでのストレッチで自律神経を目覚めさせましょう。

POINT ゆっくり、やさしく1日のスタートを

疲れを残さないための
「週末」のポイント

あなたは、平日の疲れが溜まって迎えた休日の朝、どんなふうに迎えていますか。最もいいのは、平日も週末も関係なく、朝起きたら前日までの疲れがとれているという状態です。しかし、現実にはそれができない人のほうが多いでしょう。

ですから、週末に十分な休息をとることは大切です。休日にいつもより長い時間眠るということも大切ですし、寝転がってゴロゴロするのもいいでしょう。

ただし、眠るときには、ダラダラとお昼近くまで寝ているのではなく、前の夜になるべく早めに寝るほうが体にはいいのです。

金曜日の夜に飲みに行くのではなくて、金曜の夜こそ早く帰って眠りにつき、起きる時間はいつも通りにしましょう。

そうすることで、睡眠と体のサイクルが整います。

お昼近くまで寝てしまうと、その日の夜に眠りにつくのがまた遅くなり、それが続くと月曜日の朝に差し支《つか》えてしまいます。

POINT
休みの日こそ「起きる時間」が大事

5章

気持ちから疲れない「考え方」

——「ここぞ」でがんばる、かわいがられる、体調と相談する

限られた「集中力」を上手に使う

ビジネスパーソンにとって、「集中力」をいかに上げ、いかに持続させるかは重要なポイントでしょう。しかし、大人にとっての「集中力」は、イコール「疲れ」と直結するものです。

実は、**ひとつのことに集中できるのは幼児まで**です。

一例をあげると、小さい子どもはアンパンマンや仮面ライダーをテレビで見ているとき、画面に食い入るようにのめり込み、テレビの前で自分がまさに仮面ライダーになったかのように体を動かしています。この間には、たとえ親から何かを言われても気づかず、反応しません。

このような集中力は、子どもだから得られるものです。

超集中しているときにしか出ない「Ｆｍθ《シータ》」といわれる脳波は、子どもにしか出せないといわれています。

なぜ、大人になってからは出ないのでしょうか。それは、大人がそれほどまでに集中していると、命すら危険になるリスクがあるからです。

動物の赤ちゃんを思い浮かべるとわかりやすいのですが、乳離れしていない子どもたちは、親が命を守ってくれるため、ひとつのことに集中していても問題ありません。

ところが、成獣になって自分のことを見守ってくれる存在がいないのに、そんな脳波を出していると、外敵に襲われてしまいかねません。

ですから、**大人はある程度、周囲にも目配りができるように、つまり、ひとつのことに集中しすぎないようにできているの**です。

大人になってから集中力を磨こうとすること自体が、ナンセンスともいえます。

本当の集中力は「2秒」だけ?

実際に、人はどれくらいの時間、集中できると思いますか?

本当の集中力というのは、なんと2秒しかもたないといわれています。

たとえば、野球でピッチャーがボールを投げる寸前。バッターが構えているときには、2秒以上ピッチャーが投げなければ、たいていのバッターがひと呼吸入れるためにバッターボックスを外します。

相撲《すもう》でも、立ち合いの瞬間、2秒以上にらみ合ったときには互いに集中力が途切れるため、どちらかが「待った」をします。

このように、どんな人でも強力な集中力は、2秒しかもちません。そこまで極端でなくても、授業を聞いたり、勉強する場合でも、集中できるのはせいぜい数十分です。小学生の場合なら45分。ですから、小学校の授業はたいていが45分になっているのです。これも集中力が45分続くのではなく、45分座っていられるほどに、〝手の抜き方〟が上手になったということです。決して長く集中できるわけではありません。

さらに、高校生や大学生になると、より手の抜き方が上手になるため、75分や90分の授業にも耐えられるようになるのです。

私も大学で教鞭《きょうべん》をとっていますが、90分間ずっと本気で集中できている学生など、ひとりもいません。話しているほうも、90分間集中はできません。

本当に大切なのは、90分間のなかで、要点をつかむことです。それさえできればいい。そのほうが、人間の体にとっても自然なのです。

「重要なところ」にタグ付けすればいい

仕事も同じでしょう。大きな声ではいえませんが、1日8時間も集中できるわけがないのです。

実際に集中できる時間は、８時間のうちの「８分」くらいかもしれません。

たとえば、緊張する電話がかかってきたときや、商談の最後のクロージング時、絶対にミスしてはいけない書類のチェック時など……。落としてはいけないポイントだけ集中すればいいのです。

手を抜くことは一見悪いことのように評価されがちですが、トータルに結果を見れば、また長い期間で評価すれば、自律神経を疲弊させながら無理をして何事も完璧にこなそうとした場合よりも、結果が出ているケースが多いのです。

とくに、クリエイティブな仕事を求められる職業の人の場合は、自律神経が疲弊した状況では、新しくて画期的なアイディアはとても浮かんできません。その点で、企業も本来はうまく手を抜くことを推奨していくべきです。

要は、集中するのではなく、**「注意をうまく分配」して「重要でないところで手を抜く」**ことが大切です。

「うまく手を抜く」をプラスに見える言い方をすれば、「重要なところにタグ付けができるかどうか」ということです。

つねに自分の周りで起こっていることのなかで「自分がしなくてはいけないこと」「自分にとって重要なこと」をタグ付けする。これは、大切なところにシールを貼るような感覚です。

このようにタグ付けができる人は、重要なタグが付いていないことに関して適当に手を抜くのがうまいことから、結果的に疲れません。

「60％くらいの力で80％をこなせたら、100％の力で100％の成果を出すより効率がいい」という発想が必要です。

「集中しよう！」と思うより、力を抜いて、うまくタグ付けする習慣を持つことです。

同じ作業を続けるなら「1時間半」まで

誰しも、同じ作業を長時間続けていると、必ず「飽《あ》き」がくるはずです。

しかし多くの人は、そこで「まだ終わっていないから」「もうひとふんばり」「きりがいいところまでやってしまおう」と、自分にムチを打って作業を続けます。

たとえ頭がぼーっとしてきたり、集中力がなくなってきたり、作業スピードが落ちてきたりしていても、無理をしてがんばります。

でも、この**「飽きた」という感覚こそが、脳が発しているアラート（警報）**。

脳の同じ箇所を使う作業を続けていると、その神経細胞が酸化ストレスにさらされ、疲弊してしまいます。

そして「飽き」は、脳が最初に知らせる、疲労のサインです。

「同じ脳細胞ばかりが使われて、疲弊してきたから、違う部分の脳細胞を使ってくれ」と、訴えているのです。

ですから、「飽きた」と感じた時点で、違う作業に移るべきなのです。

たとえば、資料を読み込む作業に飽きてきた、だんだんしんどくなってきたと感じたのなら、まだ全部読み終わっていなかったとしても、そこで一回中断します。

「これを、明日までに読まないといけないのに……」と思っても、とにかく一度中断です。続けても、脳の疲れが溜まる一方で、効率も悪くなるだけなのですから。

そして、まったく違う作業——単純な事務作業、たとえば電話をかけて人に連絡する作業などを間にはさみます。できるだけ内容の違う作業がいいでしょう。

そうすることで、脳の違う部位を使います。これが、いい気分転換にもなります。

そのようにして時間をおいて、もう一度、資料を読み込む作業に戻ったほうが、結果的にはかどることになるのです。

ひとつの作業を何時間もずっと続ける行為は、脳を疲弊させてしまいます。

「飽きたら、やめる」「疲れたら、違う作業を間にはさむ」を習慣づけてください。

実際、仕事ができる人ほど、根《こん》を詰めて同じ作業を続けるということがありません。

どんな人でも、ひとつの仕事や勉強のパフォーマンスが続くのは、せいぜい1時間～1時間半程度。その時間を目安に、作業内容を変えるのです。

これが、パフォーマンスを維持するための最も簡単な方法です。

作業内容を変えることで、脳の使う場所をこまめに変え、複数の作業を効率的に進めることができるのです。

POINT 「飽き」という疲労のサイン

その日の「コンディション」に
もっと敏感に

疲れたとき、人間のなかでどのようなことが起こっているのでしょうか。

自分の疲れをモニタリング（観察）することは、非常に大切なことです。人間は「疲労感」をごまかすことができてしまうぶん、正確に自分の疲れを把握する必要があります。

そうしなければ、疲れによってパフォーマンスも落ちてしまいます。効率が悪いと、「疲れる上、結果は出ない」という悪循環におちいります。これが続くと残業が増えて、ますます疲れが溜まる一方になります。

自律神経の疲れは「数値化」できる

自分の体をつねにモニタリングして、パフォーマンスが落ちそうになったときには、それなりの工夫をして休憩をとったり、負荷を減らしたり……ということをしなくてはいけません。

「疲労感」ではなく、自分の「疲労そのもの」を数値化して見えるようにすることが大切です。

そのための方法はいくつかあります。

最も簡単なのは、**朝起きて、ベッドから出て一歩を踏み出したときの〝感覚〟を観察すること**です。

立ち上がった瞬間に、「なんか今日はしんどいな」という感覚があるかどうか。この感覚があれば、自律神経は疲れているといえます。

朝起きて、トイレに行って、歯磨《みが》きをする頃には、その日のスケジュールが頭に浮かんできます。たとえば楽しみなデートが控えているとしたら、「今日はデートだ！うれしい！」という気持ちで「疲労感」が消えてしまいますし、「今日はイヤな会議がある……」と思ったら、朝から憂鬱《ゆううつ》になるでしょう。

まだ顔も洗っていない、歯も磨いていないという頭がぼーっとしている状況のときにこそ、自律神経の正直な反応を感じることができるのです。

私のクリニックでは、患者さんに「VAS（ビジュアルアナログスケール）」という自己チェック表をつけてもらうことをお願いしています。

これは、一枚の紙に、10センチの横線を書いておき、線の一番左が「まったく疲れ

VAS(ビジュアルアナログスケール)

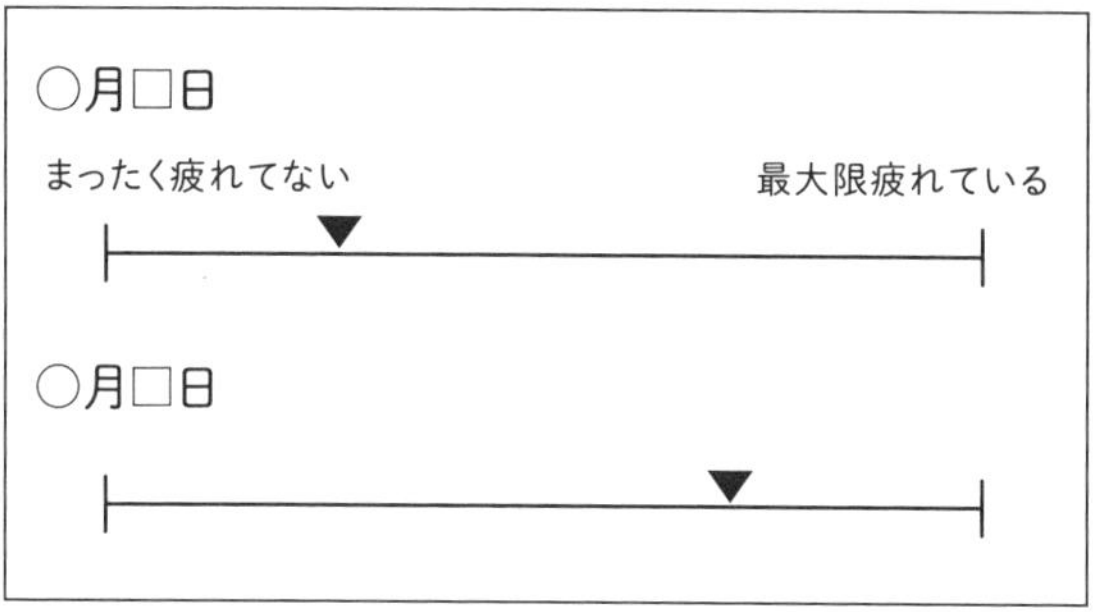

※朝一番に記入するのがポイント

ていない」、一番右が「最大限疲れている」という段階にして、自分が今、どの段階にいるかを記録してもらうというものです。

患者さんには、疲れをチェックすることを習慣化してもらうために、顔を洗う前につけてもらったり、朝一番のトイレのなかでつけてもらったりするようにお願いしています。ぼーっとするときにつけてもらったほうが数値は正確に出ます。そうすると、自分がどれだけ疲れているかという正しい指標がわかるのです。

VASは、一見、簡単すぎて信頼感が低く思われがちですが、実際には臨床上も有用でとてもいい方法です。私のクリニックでは、患者さんに対して毎回、自律神経機能検査で疲労度を客観的に判断していますが、かなりの確率で結果はVASと一致します。

普段からVASを習慣としてつけていると、クリニックでわざわざ自律神経機能検査を受けなくても、そのときの自律神経の疲れ具合がセルフチェックできるようになります。

すると、自律神経の疲れ具合によって、「前日の仕事量が多かった」「睡眠時間が足りなかった」などと振り返ることができるようになります。

朝にVASをつけるという目的はもうひとつあります。

それは、**その日1日の適正な行動量を、朝に判断できる**ことです。

先日もオリンピックの強化委員会のコーチ会議で話したのですが、彼らは1週間ぶんのスケジュールや、大会までの練習メニューを、前々から計画的につくっています。疲労の専門家から見ると、これは非常に危険なやり方です。

本来、選手のその日その日の調子に応じて練習メニューをつくるべきですが、いまだに日本のコーチは、自分の事前に考えたスケジュールや練習メニューでやらせようとしています。

プロ野球のキャンプも同じで、選手一人ひとりの体調に合わせて、その日の朝に練習量を決めるべきであって、本来は前もって決めるべきものではないのです。

誰でも日によって、調子は違うはずです。

調子の悪いときにいつもと同じようなメニューをこなすと、ケガを招くきっかけになります。練習によってさらに自律神経が疲れてしまうため、より調子を崩《くず》すということになりかねません。これらを防ぐためにも、朝にＶＡＳをつけることを習慣にすると非常にいいのです。

スポーツ選手でない私たちも、極端に疲れているときは、朝、トイレに行くにも足が重かったり、フラついたりします。このような疲れを放っておくと、自律神経失調症を招き、疲労が慢性化する原因にもなります。

たとえば、目がショボショボする、耳が遠く感じる……といった徹夜明けにおちいりやすい症状や、寒いときに寒気がとまらない、暑いときに汗がとまらない……といった自分でコントロール機能を失っているような状態。これらは自律神経失調症の症状です。

こういった症状が出てきたら、かなり危ない状態です。そうなってから改善させるには時間も労力もかかるので、朝にチェックする習慣を持つのがいいのです。

「朝起きて4時間後」の体調に注目

その日の自分の「自律神経の調子」をセルフチェックできるタイミングが、「朝起きてすぐ」に加えてもうひとつあります。

それは、**「朝起きてから4時間後」**。

本来、健康な状態では、朝起きてから4時間後に、脳の覚醒度が最も高くなっています。

たとえば6時に起きたなら、10時に最も覚醒しているという状態ですね。

起床してから4時間後でも「まだ眠い」「体がダルい」と感じているということは、前日の睡眠状態がかなり悪かったか、前日の仕事などの負荷がかなり強かったかのどちらかであるということ。この状態で無理な運動や仕事をしてしまうと、さらに悪い結果を招いてしまいますから、無理は禁物です。

疲れを感じたときにも、無理のないように対処します。

たとえば、普段なら勤務時間の8時間のうち、5時間はすごい集中力で仕事をしている人でも、疲れているときには「今日はなんだか疲れているから、仕事を詰め込みすぎるのはやめて、ぐっと集中するのは3時間にしよう」と、調整をします。

周囲に迷惑をかけてしまうほど仕事をストップさせるとトラブルを招きますが、自分の体調を知っておくことで、ときには上手に仕事量をコントロールできるようになります。

自分の疲れをモニタリングできる人は、疲れの対処がうまいのです。

自律神経の疲れをいち早く感じることが、疲れを大きくしないひとつのコツです。

オンとオフを切り分けるクセをつけ、ムダに疲労を蓄積しないようにしたいですね。

POINT
日によって状態が違うのは当たり前です

「要領のよさ」という絶対的法則

私のクリニックにいらっしゃる方は、日々の疲れで悩んでいらっしゃいます。実はその大半が、私から見ると**「要領がよくない」タイプ**です。

「そこまであなたがしなくてもいいじゃない」と言いたくなるくらい、何もかも完璧にこなそうとする人ほど、結果的に仕事が続かなくなって、自分自身つらくて動けなくなり、最終的には逆に周囲に迷惑をかけています。

重要なことにタグ付けができる力こそが必要だと前述しましたが、要領の悪い人はタグ付けが苦手です。

たとえば、「これをやっておいて」と私が直接スタッフに言うとします。そのあとにもお願いしたいことが新たにできると、私はそのたびに同じスタッフに「これもやって、あれもやって」と次々に言います。

こうしたときに「さっきは『あれをやれ』と言ったのに、今度は『これをやれ』ってどういうこと?」と混乱してしまうようなスタッフでは困ります。

「さっきはあれをしろと言われた、今度はこれをしろと言われた。どちらがより重要だろうか」ということを自身で考え、確認をして、順位付けて仕事ができるのが、本当に優れたスタッフといえるでしょう。

どんな職種でも、求められているのは同じようなことではないでしょうか。要領が悪く、重要なことにタグ付けできない人は、自分も周囲も苦しい思いをすることになります。

日本人の気質である「手を抜いてはいけない」「どの仕事にも100%で取り組む」という発想は、このタグ付けする力を阻《はば》む面もあるといえます。

「努力」や「苦労」ばかりに意識が行くとき

疲れないためには、要領よく「手を抜く」ことがとても重要です。人に迷惑をかけずに、上手に手を抜く方法はいくらでもあります。

英語には「手を抜く」という表現はありません。彼らは「手を抜いても結果が同じならいい」という考え方をするので、わざわざ言葉にする必要がないのでしょう。この違いは、民族的な性格の違いにも反映されています。

日本語には「お疲れさま」という言い方があります。実は「お疲れさま」というのは日本だけの言葉です。アメリカやヨーロッパでは、基本は「Good job」つまり、「よく仕事したね」という表現をします。

「よく仕事したね」は結果を評価している表現です。それに対して「お疲れさま」は、過程で起こった努力や苦労を評価している表現です。

この差はとてつもなく大きいといえます。努力や苦労を評価しているからこそ、昨今、問題になっている残業が減らないのです。

自分自身を振り返ってみましょう。もし疲れが溜まりすぎているとしたら、何もかも完璧にこなそうとしていませんか？　もっと手を抜いてもいいところや、ほかの人にお願いできることはないでしょうか？

もし、「なんでも完璧にやらなければ」と思って日々疲れているようなら、**「ときどき手を抜いたほうがうまくいく」**という発想を持ってみてはいかがでしょうか。

POINT 「完璧主義」になりすぎていませんか

自分の「弱いところ」をどう扱うか

クリニックにいらっしゃった方みなさんに、必ず話していることがあります。それは、「私がいかにいい加減で、弱いか」ということです。

患者さんは医者に対して「完璧」を求めてきます。完璧であれば、医者として尊敬されていいのかもしれませんが、そうすると、「完璧」に憧《あこが》れて、患者さん本人も完璧になろうと不必要な努力をしてしまうことになって症状がよくならないので、**あえて完璧でない自分を見せる**ことにしています。

たとえば、先日のこと。朝9時から外来診察がスタートするはずだったのに、なんと起きたら10時だったことがありました。携帯電話に30回くらい着信履歴があって、ご迷惑をおかけしてしまったということがあります。

とても本に書けるようなことではない、お恥ずかしい話なのですが、こんな大失敗も――ある企業から講演を頼まれていたのですが、前日に大学の研究室の引っ越しがあり、それが朝の6時までかかってしまいました。講演会が午後1時からだったので、少しだけでも寝ようと思って寝たところ、起きて時計を見たら、なんと12時55分！

結局1時間も遅刻して会場に向かうことに……。

このときは、本気で足を骨折して入院でもしようかと思いました。

こうした失敗談をあえて笑いながら患者さんに話すことで、「10個やるべきことがあるうちの、全部をやらなくてもなんとかなる」ということを、わざと見せ続けます。これをできない人が、苦しく疲れる思いをしてしまうからです。

もちろん遅刻はいいことではありませんが、それでも「なんとかなる」ということをあえて話します。**人間は強い人間に憧れますが、人はたいてい、相手の弱さを好きになるものです。**

「疲れやすいなぁ」という自覚がある場合には、「よりよくあろう」「よりよく見せよう」とするのではなく、失敗談をあえて話すようにしてみましょう。自分自身の肩の力も抜くことができますよ。

「かわいがられる」とラクになる

ジャニーズアイドルの人気には、実は深い理由があるのをご存じですか？

彼らは、最初、アイドルとして「カッコいい」ところをステージやテレビで見せつけます。いわゆる完璧な美貌と運動神経、音楽センスを見せ、憧れさせるのです。

しかし、デビューから3年ほど経ったときに必ず、番組のなかで自分たちの弱いところ、抜けたところを見せるようにします。

すると、ファンのなかでは**「カッコいい」という評価から「かわいい」という評価に変わります。**「かわいい」になった瞬間に、メンバーへの愛着が湧くようになり、ずっと人気が続くというのです。「カッコいい」という愛情に近い感情は数年で飽きられますが、「かわいい」という愛着は実は何十年も持続するのです。

相手から愛着を持ってもらえるようになると、コミュニケーションはとてもラクになります。

たとえば、相手から「○○さんは完璧な人」と思われ続けていると、カッコいいキャラクターを演じ続けなければいけなくなって、つらくなりますよね。パートナーとの関係でも職場の人間関係でも、周囲から完璧な人間だと思われていると、隙《すき》を見せられなくなるものです。

アイドルの場合でも、「カッコいい」と思われている間は、少しのミスやスキャンダルでファンに逃げられてしまいます。でも、愛着に変わると、アイドルなのに少々下品な話をしても、「かわいい」になるし、スキャンダルが発覚しても「助けてあげたい」となるわけです。

がんばりながら「弱さ」を見せる

私たちはもちろん芸能人ではありませんし、ファンがたくさんいる必要はありません。でも、**自分のコミュニティのなかで、自分が居心地のいいポジションを見つけていくことは**、人間関係が最もうまくいくコツです。

そのために簡単にできることは、まさに「**がんばりながら弱さを見せる**」こと。

これは最も好感度が上がります。決して難しいことではありませんし、案外簡単な方法です。下手にかっこつけたり、強がったりせず、あえて弱さを見せるようにするだけで、あなた自身も、周囲の人も、ラクに関係を築くことができます。

動物の世界では、愛情、つまり性的な関係は3年ももたないといわれています。子孫を残すことだけを考えると、本能的にはパートナーを替えて、毎回、違う遺伝子の子どもを残すほうが絶対に効率的なのです。

しかし、私たち人間がむやみにパートナーを替えないのは、子どもの成長を見届けなければならないからです。人間はとくに成長が遅く、第二次性徴《せいちょう》を迎え「大人」になるまでにおおよそ14年かかります。その14年の間、パートナーを替えさせないために結婚というシステムをつくったわけです。ですから、子どもの成長が早い人間以外の動物は3年以内に必ずパートナーを替えて、自分の遺伝子を残そうとします。

そう考えると、人間も動物である以上、愛情が冷めるのは当然のこと。

でも、愛着があれば愛情が冷めても一緒に生活できます。ですから、結婚の場合でも人間関係の場合でも、**お互いの愛着を強めることでうまくいくようになる**のです。

もし、あなたが人間関係で疲れる思いをしているなら、ある程度の年数をともにしている人たちには、弱さや抜けているところを見せるようにしてはいかがでしょう。

愛着を持ってもらいやすくなり、つき合いもラクになるはずです。

POINT
自分の「欠点」も公開していい

疲れの原因を「具体的に」分析

私が診《み》てきたなかには、「自分のことが嫌いだ」という女性が数多くいました。

実際に悩んでいる女性に話を聞いてみると、「自分を変えたい」という願望がとても強い方が多いのです。

たとえば、「ダイエットができない」「決めたことを実行できない」など、できていないことに対して、自分にがっかりしているケースがよく見られます。

逆に男性はそういうことで悩むことは少なく、自分に対して結構甘い面があります。

悩みが多いという場合には、その悩みを具体化していくというのが有効です。これはうつ病の治療、カウンセリングの基本でもあります。

悩んでいることを箇条書きにしていって、あきらめることとあきらめないこと、やるべきこと、やらなくていいことを分ける。

そうすると、「すること」と「しないこと」に線が引けて、ラクになるのです。

そしてさらに、**悩みを数値化する**ことです。

たとえば、親との同居問題や嫁姑問題で頭を悩ませている人を例にあげましょう。

現代でも田舎に行けば行くほど親との同居が当たり前で、なおかつ、将来、親が持っている土地や家、財産をもらわなくてはいけないため、ケンカもできないという現実があります。会社なら辞《や》められますが、家族の場合は離婚となれば子どものこともあって、簡単にはいきません。

そんな身動きがとれない状況にいる人に対して、私はカウンセリング（診療）で、以下のようにアプローチします。

まずは、その夫の実家の価値を全部計算します。仮にその家の価値が5000万円だとします。そして姑《しゅうとめ》から今、どのくらいの時間、小言やいやみを言われるかを聞き出します。たとえば、毎日30分間、嫌味を言われているとします。そして、今後、姑の寿命、すなわち姑とあと何年くらいつき合わなければならないかを計算します。

仮に、姑は67歳としましょう。すると平均寿命まで余命20年。すなわち約7300日。すると小言を聞く時間は、姑が死ぬまでに1日30分×7300日＝計3650時間となります。

財産5000万円を得るのに、3650時間の労働。

時給に直すと、なんと1時間当たり約1万3000円にもなります。

その計算をして見せた上で、姑問題で悩んでいる奥様にこう話します。

「時給1万3000円のバイトは、コンビニで働く給料の10倍以上です。銀座の高級クラブのホステスよりもよい給料です。銀座のホステスは、セクハラや怖い思いもいっぱいしているはずです。

それに比べ、あなたはご自宅にいながら、同じ給料をもらっているわけです。これから先、1回ずつ姑の小言を聞かされるたびに手帳に『1万3000円ゲット！』とつけていきましょう。

そうすると、それがどんどん増えていきますよね。5000万円になったときには姑は亡くなっています。そしてあなたの手元に入ってくるのだから、まさに積立貯金しているようなものですよ」

こう話すと、ほとんどの人が納得して、心も軽くなります。

何かにたとえることによって、悩みを具体化し、それを消化していくことができるのです。

カウンセリングで、「親と仲よくしましょう」と言っても解決しません。そうできれば理想的ですが、簡単にそれができないから、悩んでいる人であふれているわけです。

会社も同じです。「会社はこうあるべきだ」「労働時間を短くするべきだ」など、さまざまな意見があるでしょう。でも現実問題として、会社の経営者の立場からすれば、社員みんなに「働かなくていいよ」と言ったら、会社はつぶれてしまいます。

ですから、働く人には働いてもらわないといけませんし、できる人にはやっぱり仕事をしてもらわなくてはいけません。

現実社会のなかでは、理想が通用しないことがあります。だからこそ疲れを溜めないためには、割り切った発想も必要です。

そのためには、先にあげた例のように、悩みを数字にして具体化してみるクセをつけるのがおすすめです。

「今日はイヤな上司の相手をした。でも時給1万円ぶんにはなった」

「面倒な取引先の話を聞いて大きな契約をもらえた。ボーナスや将来の出世を考えると、時給数万円にはなったであろうから、よしとしよう」

こんな発想ができるようになると、気持ちもずいぶんラクになるのではないでしょうか。

「どうしよう？」が一番疲れる

悩んでいるときも、自分のなかできちんと整理さえつければ、できないことが多くても気になりませんし、あきらめる部分をあきらめてしまえば余計な感情に煩《わずら》わされることもありません。

たとえば、私が今から「プロ野球でピッチャーになりたい」と言ってもそれは無理ですし、「二枚目俳優になりたい」と言っても実現させることはできません。そもそも「それは無理だ」とあきらめているので、できなくても腹も立ちません。

ところが、もし若い人で、高校野球で甲子園に出られたほどであったり、学校や会社でモテるくらいハンサムであったりすると、上へ上へと狙《ねら》いたくなって、満ち足りない思いも抱いてしまうでしょう。

実は「あきらめる」ということは大事なことです。あきらめきれない人が、いつまでも悩むのです。

仕事も同じで、「辞めようと思えば辞められるけれど、どうしよう」という状態の人が一番悩みます。一方で、大変な状況のなかでも「自分には、この仕事以外にできることはない」と割り切っている人は、意外と悩みません。

結局、選択肢があるということが悩む原因になっているので、思い切って**「悩めるということは、選択肢があることなんだ」**とポジティブに考えられるといいですね。

若い人には選択肢がたくさんあります。そのぶん悩む回数も多いわけですが、悩めるほど選択肢があるということは、幸せなことです。

疲れの意外な原因は「書く」とわかる

疲れや悩みの原因を把握するために、クリニックにいらっしゃる方に実践していただいていることを紹介します。

これは、自分の生活パターンを把握するために、**「日常チェック表」**を記録するというものです。

「布団に入った時間」「実際に寝入った時間」「朝起きた時間」を記入し、「何時間眠ったか」を書きます。

備考の欄には、前日を振り返ってもらって何をしたか、たとえば飲み会に行った、ジムに行った、残業した……などを書き込んでおきます。

記録したあとに振り返ってみると、自分では気づいていないところで、前日の何が悪かったのか、体に響いたのかが見えてきます。

たとえば、普段は単身赴任で夫が家にいないという女性が、夫が帰ってくると体調が悪くなる、といったことがわかることがあります。夫とベッドが一緒で、隣りにいるときには眠りが浅くなってしまって調子が悪い……など、「まさかそれが原因だったとは……」ということが明らかになってくるのです。

これは、自分ではなかなか気づくことができません。「日常チェック表」をつけることで、客観的に自分の状態がわかるようになってきます。

疲れはさまざまな原因で起こり、人によって違います。ですから一概に「原因はこれだ」と言い切ることはできません。

ただ、疲れに気づくきっかけを持つことは、疲れにくくなるためにとても大切なことです。

人間誰しも、「なんとなく気が乗らない」「何が原因かわからないのに、気分が落ち込んでいる」というときがあります。

そんなときには、うやむやにしておくより、原因が何かを整理したほうがいいのです。モヤモヤの正体がわかるだけでも、気持ちが落ち着いてきます。

そのようにして**抽象的な思考から、具体的な言葉に変えていくというプロセスが非常に大切です。**

頭のなかは、非常に抽象的なのです。

「日常チェック表」のようなものを書くことで、**自分が抱いている「感覚」を、より具体的な「言葉」や「数値」に置き換えていくことで、〝見える化〟**する。

それだけで、自分の体と心をクリアに見つめられるようになっていきます。すると、自然に「今の自分にできること」が見えてくるのです。

「今の恵まれない境遇の自分でもできること」、あるいは「できそうなこと」を見つける。

そして、「できないこと」は、得られる給料や将来への投資に換算して、あきらめる。そのためにも、まずは悩みを整理することが第一歩となるでしょう。

POINT

モヤモヤしたら「言葉」や「数値」で表わしてみる

「がんばりどころ」はどこ?

「もう、がんばり続けることに疲れた」と言う人がいます。それもそのはず、**人生のなかで本当にがんばれる期間は、せいぜい3年です。**

その3年間を、その人にとって一番タイミングのいいときに使えた人が、社会で成功しています。

私は採用面接のときに「今までがんばってきましたか?」という質問を必ずします。そこで「僕はがんばるのが得意です」と言う人はだいたい信用できません。「まだ、『がんばった』と自分自身に断言できるほど、がんばったことはありません」と答える人のほうが信用できるし有望です。

うまくいっている人たちが口をそろえていうこと

何人かのおつき合いのある上場企業の社長も、芸能界で成功した大物司会者も、みな同じことをおっしゃいます。プライベートな話をしたときに、必ず「人生のなかでがんばれる時期はせいぜい3年。『3年以上がんばっています』と言っているヤツは嘘」と話されるのです。

たとえば、会社を興《おこ》した人なら、最初の3年間ががんばりどきかもしれません。あるプロジェクトを任《まか》されたとしたら、任された3年間を必死でがんばった人は、その後も出世をしているのかもしれません。

仕事に関していえば、がんばることが必要な〝タイミング〟を上手につかみ、そのときにがんばれた人が、結果として世のなかでうまくいっていることが多いのではないでしょうか。

私は大学の講義でつねづね学生たちに、「大学で本気を出さなくていい。人生でがんばる期間は3年間しかないのだから、それを今ここで使うのはもったいない」と話しています。

大学は準備期間。するべきことは、自分の特性を把握すること。自分の才能がどこにあるのかを知ることです。もし、居酒屋のバイトでたとえるなら、自分はバイトリーダーなのか、それともお皿を洗うことに向いているのか、シフトを組むのが上手なのか……など、自分の適性を知ることが重要です。

そういった自分の特性、パーソナリティ、能力を見極めるのが、学生時代にするべきことだと伝えています。

自分のことを「高いところ」から見下ろしてみる

自分の得意なことや才能を見つけると、自分に向いていないことや、自分自身の限界もわかってきます。自分の限界を知って、あきらめるべきところをあきらめることは、とても大切です。

自分の限界が見えていない人は、「自分はできるかもしれない」「がんばったらできるはずだ」と思い込んでいるため、結果として、あせってあせって失敗するケースが多いのです。

仕事でさまざまなものを抱えすぎて大変な思いをしているなら、まず自分の才能がどこにあるのか、逆に自分にできないことは何なのか、棚卸《たなおろ》ししてみましょう。

そして、**限界を感じていることには、潔《いさぎよ》く「ここまでしかできない」と伝え、才能がある部分については「これなら、ここまでできます」と主張してみてください。**

そうすれば、無用なプレッシャーにさらされて失敗するということも減っていきます。そして、はっきりと自分が責任を担える範囲を明確にすることは、結果的に上司からの信頼につながります。

たとえば、いい企画は出すのに、それを文章にするのは苦手だという人もいますし、パワーポイントの資料づくりが苦手な人もいます。逆に企画に関しては全然できなくても、資料づくりはきっちりできるという人もいます。

会社や組織は、オールマイティな才能を求めていません。あくまで、一人ひとりが才能を発揮することで全員で満足できる結果になればよいのです。

それは才能に関することだけではありません。キャラクターについても同じことが言えます。自分の性格を客観的に知っていると、仕事に追われているときに「だって仕方がないんだもん、こういう性格なんだから」と割り切れます。

そのくらいのスタンスでいたほうが、必要以上に疲れを溜めなくてすむのです。

自分の能力やキャラクター、すなわち自分の個性を見誤ったままでいると、組織に入ってからつらい思いをすることになります。

でも、自分の特性が明確にわかっている人は、才能を活かしてがんばれるので、結果として成功することが多いのです。

ですから、「集中する」といっても、「ここぞ」という自分の才能が発揮できるタイミングでしか集中してはいけないのです。

これは医学的根拠に基づいた解釈です。発言に責任を持たない人が気休めに言うような「がんばらなくていいよ」ということではありません。

つねに100％がんばり続けても、誰もが間違いなく糸が切れてしまいます。

自分の特性を知り、自分にとって最高のパフォーマンスを発揮できる「ここぞ」というタイミングを見極めることが大事なのです。

POINT

「ここぞ」というところにエネルギーをとっておく

エピローグ……ムダに「疲れない人」が大事にしていること

ここまで、さまざまな「疲れ対策」を考えてきました。

そもそも、疲れの正体とは、何でしょうか。

すべての疲れの原因は、実は「体の疲れ」ではなく、「脳の自律神経が疲労すること」にあります。

どういうことなのか、お話ししておきましょう。

実は、25年ほど前までは、「疲労」の医学的な定義すら決まっていませんでした。

それどころか、「疲労とは何か」という議論さえなされていませんでした。

たとえば、「疲れが溜まると病気につながる」といわれていましたが、「なぜ疲れが湧いてくるのか」という原因については解明されていなかったのです。

それが明らかになってきたのが、1996年以降です。ここ20年ばかりで、世界中で「疲れ」についての研究が画期的に進歩してきました。

日本が中心となって発足された「国際疲労学会」という学会があります。

「日本疲労学会」が生まれたあとに設立された国際疲労学会は、アメリカと北欧と日本が主体となっています。

疲労についての研究の主眼は、各国によってかなり異なっています。たとえばアメリカでは「慢性疲労症候群」といった、疲労についての特殊な病気を対象に研究が進められています。

一方、白夜《びゃくや》の時期がある国々からなる北欧では、うつ病がもともと多いことから、「うつ病に伴うひとつの症状としての疲労」が、熱心に研究されてきました。

そういったなかで、日本は唯一、病気や精神疾患ではない「健常者の疲労」を研究している国です。

「日本は疲労大国」といわれ、**日本人の7割ほどの人が、どの年代においても日々の生活のなかで慢性的に疲れを感じているこ**とがわかっています。そして「過労死」は「KAROSHI」とそのまま英語になり、今では世界共通語となっているほどです。

つまり、日本においては、「疲労」は日常的に最も身近な不快の象徴であり、その解明を進める必然性があったのです。

体、頭、眼と心の疲れは、みんな「脳」から

では、普段、健康的に社会生活を営《いとな》んでいる人が、どのような疲れを招きやすく、どのような状態で、どのような経過をたどって疲れを感じるのか、あるいはパフォーマンスが落ちるのでしょうか。

研究の結果、ここ10年ほどの間で解明されたことがあります。

それは、**運動による体を使った疲労も、デスクワークによる疲労も、眼精疲労も、そして心因的なストレスも、すべての疲れの原因は脳内の「自律神経」にあった**ということです。

「自律神経」と聞くと、全身に行き渡っている神経の管自体を自律神経だと思い込んでいる人が多いようですが、ここで述べる自律神経とは、脳の視床下部《ししょうかぶ》、前帯状回《ぜんたいじょうかい》といった脳の脳幹《のうかん》部分にある自律神経中枢を指します。

この自律神経が、体内でどのような役割を果たしているのかというと——たとえば、建物の1階から4階まで一気に階段をのぼると、呼吸が速くなり、心拍数が上がりますね。このように、**呼吸や心拍数を秒単位で制御しているのが自律神経**です。

もし、たとえゆっくりでも10階までのぼるとなれば、自律神経は呼吸や心拍数のコントロールだけでなく、体温の上昇を抑えるために発汗も行ないます。

すなわち、運動が激しくなればなるほど、運動量が多くなればなるほど、自律神経は活発に活動する必要に迫られ、疲弊するのです。

ゴルフをされる方は思い当たるでしょうが、真夏の炎天下でゴルフをする場合と、春秋の心地よい季節にする場合とでは、歩いている距離や運動量は同じでも、疲れの度合いがかなり違ってきます。

これは、疲れの原因は体の筋肉や内臓ではなく、体温を調節する自律神経のせいであることを裏付けています。

つまり、**私たちが日頃感じている疲れは、体の疲労ではなく、脳、なかでも自律神経の中枢の疲労からきているの**です。

疲れの原因となる「活性酸素」

いうまでもなく、自律神経の中枢も細胞で構成されています。自律神経が酷使され続けると、自律神経の細胞において「活性酸素」が大量に発生します。

この「活性酸素」こそが、疲労の引き金になるのです。

私たちはつねに呼吸をすることで、空気中から酸素を取り入れています。そして細胞はその酸素を使って活動しています。脳内にある自律神経中枢の細胞においても、酸素を取り込むことで活動を行なっています。

ところが、この代謝を行なう過程で、吸った酸素のうちの1～2%が、体内で〝電子の欠けた酸素〟に変化します。これが「活性酸素」です。

電子の欠けた活性酸素は、ほかの物質の電子を奪うことで安定しようとします。しかし電子を奪われたほうの物質は、不安定になり、正しい機能が果たせないようになります。これが「酸化」です。

この酸化は、脳内の自律神経中枢の細胞、なかでも細胞のなかに存在するミトコンドリアまでを酸化させてしまいます。

細胞が活性酸素によって酸化すると、細胞は錆びつき、傷ついた状態になって、本来の働きを果たせなくなるのです。細胞が錆びてしまうと、その細胞で構成されている組織全体の能力も低下します。自転車も、チェーンが錆びる（細胞が錆びる）と、車輪（組織全体）がうまく回らなくなります。それと同じです。

すなわち、自律神経に負担をかけ、酷使してしまうと、自律神経の細胞で活性酸素が大量発生します。

それによって、自律神経の細胞が酸化し、自律神経は本来の働きができなくなり、パフォーマンスが低下します。これが「疲労」なのです。

ですが、通常、体や頭への負荷が強くない状態であれば、細胞の酸化が激しく起こることはありません。私たちの体には、活性酸素から細胞を守る酵素群――「抗酸化物質」があるので、安静にしていれば問題は起こらないのです。

しかし、**過剰な運動や労働をしたり、非日常的なストレスを感じたりして、自律神経に負担がかかると、自律神経中枢の細胞で活性酸素が大量に発生し、抗酸化物質が対抗しきれなくなり、疲労を引き起こしてしまう**のです。

また、この抗酸化物質の産生能《さんせいのう》は、年齢を重ねるとともに、しだいに減少していきます。「年をとると疲れやすくなる」のも、抗酸化物質の減少が一因です。

私たちの体が、こうした酸化ストレスに長くさらされると、老化、動脈硬化《こうか》、シミ、シワ、ガンなどの症状が現われるようになります。実は、病気の90%は活性酸素が関わっているともいわれています。

ですから、私たちが疲労から解放されるためには、

① **自律神経を酷使せず、活性酸素を発生させないような生活習慣を心がけること。**

② **活性酸素の酸化作用を抑えてくれる、「抗酸化作用」を持つ成分が含まれる食べ物を摂ること。**

③ **自律神経の細胞が活性酸素により酸化し錆びたときには、質の高い睡眠をとって、その錆びを取り除いてあげること。**

この3点が重要になるのです。

「疲労」と「疲労感」の違い

誰もが「体が疲れた」と感じます。

しかし、前述したように、実際には「体が疲れている」のではありません。

脳が、「体が疲れた」と思わせることによって、これ以上動いたり働いたりして自律神経を疲れさせないようにしているのです。

「疲労感」というのは、脳が司令を出して、それ以上動くことをやめさせようとするアラート（警報）であり防御反応なのです。

脳内では、自律神経中枢が疲れても、「自律神経が疲れた」という信号を発することはありません。「自律神経が疲れた」という信号を送っても、その人が仕事や運動などの負荷を自分にかけることをやめない可能性が高いからです。

そこで、脳内では、「自律神経中枢が疲れた」という情報が眼窩《がんか》前頭野《ぜんとうや》に送られると、眼窩前頭野では「体が疲れた」という情報に置き換えて身体的疲労感を自覚させます。つまり、自分自身を〝誤解させる〟ことで走ることをやめさせるのです。

私たちが生きていく上で「疲労感」は、非常に重要なアラートです。

しかし恐ろしいことに、**人間は、達成感や意欲や「おもしろい」といったポジティブな感情によって、簡単に疲労感を消してしまうことができます。**

人間は、「意欲と達成感の中枢」あるいは「欲の中枢」と呼ばれる脳の前頭葉が、ほかの動物に比して極めて発達しています。

それゆえ、かつてないスピードで進化を遂げ、発展してきたわけですが、一方で、巨大化した前頭葉のせいで、意欲や達成感が疲労感をマスクする（覆い隠す）という弊害《へいがい》も生まれました。人間は疲労感があっても、前頭葉でその疲労感を消してしまうことができるのです。

たとえば、よく働いて成果を出せたとき、高揚感が湧いてくることはありませんか？　これは、成果を上げた達成感によって、疲労感が麻痺している状態です。

そのように、本来なら疲れているはずなのに、なぜか疲労感を感じないという状態を、あなたも経験したことがあるのではないでしょうか？

その状態は、充足感や達成感が、生命の危機につながりかねない疲労感を消してしまっているということなのです。

一方、「ライオンは過労死しない」といわれています。

これは、ライオンの場合、「前頭葉」が発達していないからです。そのため、「疲れた」という感覚が、正直に行動に反映されます。疲れたら、たとえ獲物を獲るという目標が達成されていなくても、追いかけるのをやめてしまうので「ライオンは絶対に過労死しない」のです。

自律神経からの「警報」

人間は、「欲の塊」といわれます。前頭葉が発達しているので、何かを達成できると、その体験が成功体験として記憶に刻まれ、「もっと成果を上げたい」という次への欲求につながっていきます。

仕事をしていて達成感や充足感が湧いたときには、「β‐エンドルフィン」といわれる快楽物質が脳内を支配している状態になります。そのため、**実際には疲れていても、疲労感を覚えづらくなり、つい無理をしてしまうことがあります。**

ですから、たとえ疲労感をあまり感じていなかったとしても、「少なくとも仕事をしたぶんだけ、いつもと同じように疲れているのだ」と自覚することが必要なのです。

昔、研究の一環で、過労死した人のご家族にお話を伺《うかが》ったところ、過労死した人が必ずしも疲労感を強く訴えていたわけではないということがわかりました。そして、ほとんどのご遺族が、「当人は過労死する直前まで、責任感を持ち意欲を持って仕事に取り組んでいた」と話されていました。つまり、死に至る極限まで疲れていたにもかかわらず、意欲と達成感が疲労感を消し去っていたということが考えられます。

今、こうした**「疲労感なき疲労」**を抱えている方が増えているのです。

その一方で、さほど仕事をしていないのに、「疲れた、疲れた」と言っている人もいます。彼らは疲労感を感じているため、それ以上無理をしません。だからこそ、過労死をすることはないのです。

人間が発する3大アラート（警報）は、発熱、痛み、疲労感です。

このなかのいずれかひとつでもアラートが機能しなくなっただけで、人間は死んでしまうといわれています。

なかでも疲労感は、最もあいまいなものです。この疲労感をまったく自覚できなくなってしまったとき、人間は過労死してしまいます。

たとえば躁《そう》病は、気分が過度に高揚する気分障害のひとつですが、躁病の方は心筋梗塞や脳卒中で命を落とすことが多くあります。これも、気持ちが高ぶりすぎて、疲労感を自覚することができないために、自分の疲れに気づかずに行動が過剰になり死に至ってしまうという典型例です。

それほど、疲労感を感じられることはとても大切なことなのです。躁病患者と同様に、健常な方にも「疲労感なき疲労」は蓄積します。

とくに、「仕事が楽しい」、「毎日、5キロ走る爽快感がたまらない」と感じているような方は、173ページで取り上げた方法で自分の疲労を客観的にモニタリングする必要があります。

自分の体で起こっていることには案外気づかない

では、「疲労感なき疲労」を溜め込まないためには、どうしたらいいでしょうか？

日頃の生活のなかで、一番大切にしたい感覚は「第六感」です。

あなたのなかで無意識に上がってくる情報を大切にしてほしいのです。

第六感といっても、オカルト的な非科学的な話では決してありません。たとえば、「なんだか今日は、駅の階段をのぼるのがつらいな」といった、**〝なんとなく浮かんできた感覚〟**のことです。

「なんとなく今日はバスに乗りたくないな」「会社に行きたくないな」といった感覚は、実は無意識のなかで体が発している、疲れの危険信号であることが多いのです。

つまり、疲労感としては自覚していなくても、無意識に出てくる衝動や感情、欲求に「疲労感なき疲労」が表われることが少なくありません。

自分の体なのに、自分ではわからないことはかなりあります。たとえば、今の自分の血圧や、心拍数はわかりませんね。体温も、体温計で測らなければ正確な数値はわからないでしょう。

人間は案外、自分の体に起こっている現象さえわかっていないのです。

でも、そんなさまざまな情報も、無意識下でなんらかの処理がされています。そういった情報を統合したものを、私たちは「第六感」として感じているわけです。

ですから、この**「なんとなく」の感覚を軽視してはいけません。**

自分の体に起こっている現象は、実際に数値として目の前に現われているわけでなくても、ある意味では、さまざまな見えないデータの現われとして出てきている可能性が非常に高いのです。

実際に第六感を大切にしている人は成功しやすく、自分の体調をコントロールするのも上手で、仕事上でも大きなミスをしない人です。

無意識（潜在意識）が発する第六感を無視せずに、自分の行動にうまく反映させることが「疲労感なき疲労」を軽減させるコツともいえます。

逆に、うつ状態になってしまう人、ストレスを真正面から受けてしまう人は、第六感を無視して、自分に課したノルマや気合いで行動してしまう傾向があります。

もし、あなた自身に「疲れやすい」「ストレスが溜まりやすい」という実感があるようなら、「なんとなく」湧いてくる感覚を無視してはいないか、考えてみてください。

「疲れ」の対策として、日頃から第六感の感覚を大切にしてみることをおすすめします。

同じことをやっても「疲れにくい人」に！

疲れは、人の命を左右するほど大きなものです。

労働時間を短くする、仕事量を減らすといった取り組みができれば理想ですが、現実には、なかなか抜本的には解決できない面もあるでしょう。

ですが、仕事量を減らすことができないなかで、テキパキとすべてをこなし、ストレスなく仕事をしている人もいれば、抱え込んで疲れ切ってしまう人もいます。

これは、家庭でも同じです。同じだけの作業量をこなしても、うまくいく人といかない人がいます。

では、同じ負荷でもうつ気分になる人や過労で倒れる人と、そうはならない人との間には、どのような差があるのでしょうか。

それは、**疲れやストレスの受け止め方**の違いです。

たとえば、心因的に大きな負荷に直面したときに、ずっしりと真正面から受け止める人もいれば、「まあ仕方ない」と妥協する人、誰かの力を借りて衝撃を軽くする人もいます。

野球のデッドボールも体の真正面で受けてしまうと、骨折や選手生命を脅かすような大きなケガにつながります。しかし、瞬間的に体を斜《なな》めにずらせば、衝撃はかなり減らすことができます。

受け手側の違いによって、衝撃度はかなり変わるのです。

これがまさに疲労の対処法です。

衝撃度を軽くする方法を知っていれば、ストレスや疲れも軽くすることができるのです。

（了）

本書は、小社より刊行した『「疲れリセット」即効マニュアル』を、文庫収録にあたり再編集のうえ、改題したものです。

「疲《つか》れないからだ」になれる本《ほん》

著者　梶本修身（かじもと・おさみ）
発行者　押鐘太陽
発行所　株式会社三笠書房
〒102-0072 東京都千代田区飯田橋3-3-1
電話　03-5226-5734（営業部）03-5226-5731（編集部）
http://www.mikasashobo.co.jp
印刷　誠宏印刷
製本　ナショナル製本

 ISBN978-4-8379-6922-8 C0130

王様文庫